そろそろ医療の費用対効果を考えてみませんか？

医療関係者のための医療経済評価入門

［著］

康永秀生
東京大学大学院医学系研究科臨床疫学・経済学 教授

小西孝明
東京大学医学部附属病院乳腺・内分泌外科

小寺 聡
東京大学医学部附属病院循環器内科 特任講師

中外医学社

はじめに

　本書は，医療サービスの経済評価の手法や論文の読み方についての解説書である．読者対象は，すべての医療従事者，および製薬企業や医療機器産業の従事者の方々である．

　高額な医薬品や医療機器が次々に開発され，医療の現場で使用されている．がん治療薬や低侵襲手術など，画期的ではあるものの高価な治療技術が次々に実用化されている．これら医療サービスの効果のほどはさまざまである．従来の医療サービスと比較して，効果が顕著に優れている場合もあれば，効果の上乗せはほんのわずかに過ぎない場合もある．

　従来からある低額な医療サービスと比べて，新規の高額な医療サービスが，その費用に見合った効果を有するかどうか，それを定量的に評価する試みが，医療経済評価 (health economic evaluation) といわれる手法である．

　「経済評価」といっても，それほど難しい話ではない．例えば，自分でチョコレートを購入する際に，コンビニエンス・ストアに売っている数百円のチョコレートと，百貨店に売っている数千円のブランド・チョコレートのどちらを購入するか，という状況を考えてみよう．数百円のチョコレートに比べて，数千円のチョコレートはより大きな満足を与えてくれるかもしれない．問題は，その追加的な満足に，数千円を支払う価値があるかどうかである．とても裕福な方々であって，数千円の出費が痛くもかゆくもない人ならば，さほど躊躇なくブランド・チョコレートを選ぶかもしれない．しかし，圧倒的多数の庶民は，自腹で買って自分で食べるならば，コンビニのチョコレートを選ぶに違いない．なぜならば，数百円のチョコレートもそこそこおいしく，十分に満足を得られるからだ．

　さて，チョコレートと医療サービスには，どのような違いがあるだろうか？　チョコレートは，手に入らなくても困りはしないし，消費しなくても少なくとも命に関わりはない．一方，医療サービスは手に入らなければ直ちに困るどころか，命に関わることもある．

　チョコレートを買うための費用は，消費者が全額自己負担しなければならない．ブランド・チョコレートを買うお金がなければ買わなければよい．一

方，医療サービスは，お金がないから手に入らないという事態を避けるため，公的保険や税がつぎ込まれている．消費者（＝患者）に資力がなくても購入できる．国民皆保険制度と高額療養費制度によって，患者は低負担で医療サービスを受けられる．言い方を変えれば，受けた医療サービスの費用について，患者が支払う分は一部であり，それ以外は患者でない国民が保険料や税の形で支払っている．ここに医療経済の複雑性がある．

　高額な医薬品であっても，保険適応になれば，高額療養費制度のおかげで，患者の自己負担は少なくてすむ．そのため医師は，費用の面ではあまり気兼ねなく，高額な医薬品を処方する．「目の前の患者にベストの医療を尽くす」という大義名分がそれを許している面もある．しかし，保険も税も打ち出の小槌ではない．財源が無尽蔵というわけではない．

　昔から，医療の世界に経済合理性を持ち込むこと自体への反感が一部にはある．平等主義的立場に立てば，医療はそれを必要とする人に対して必要なだけ提供すべきであり，資源配分といった概念とは両立しえない，という主張である．

　しかし，近年になって立て続けに高額な医薬品や医療機器が開発されるようになり，医療経済の問題は医療政策担当者だけの問題ではなくなり始めている．医療従事者も資源配分という問題を無視できなくなってきている．

　ことに高額医薬品の問題は，医療政策担当者や医療従事者だけでなく，一般の人々にも広く知れわたるようになった．その契機となった医薬品が，免疫チェックポイント阻害剤であるニボルマブ（商品名オプジーボ®）である．

　オプジーボ®の日本発売当時の薬価は 100 mg 1 瓶が約 73 万円．1 人の患者に 1 年間継続すると約 3,500 万円という額に達した．2015 年に「切除不能な進行・再発の非小細胞肺がん」へ適応が拡大された際，メディアにも大きく取り上げられた．ある医師は，仮にオプジーボ®の対象となる肺がん患者の半分である 5 万人が 1 年間オプジーボ®を使用すると総額 1 兆 7,500億円となり，国民皆保険の持続可能性を揺るがす問題であると指摘した．その一方で，薬の費用は関係ない，目の前の患者に最良の医療を提供すべき，との意見を唱える医師もいた．

　さて，後者の医師の，一見すると高潔な論理は，いわゆる「救助原則（Rule

of rescue)」に基づくものである．すなわち，ある患者が治療によって回避可能な死に直面している際，どれだけ費用がかかってもその患者に当該治療を施して救助しなければならない，という原則である．確かに，臨床家がこの原則に公然と抗うことは困難であろう．

しかし，この「救助原則」を金科玉条のように振りかざすべきではない．目の前の患者にベストの医療を尽くすのは，ヒポクラテスの時代以来，医師が遵守すべき倫理であることは間違いない．その一方で，目の前の患者だけではなく，目の前にはいない他の大多数の患者群や患者予備群にも思いを致すべきだろう．医療のために利用可能な資源が限られている場合，「救助原則」を無思慮に適用すれば，それ以外の人々が必要とする治療やケアを受けられなくなる可能性がある．

このように医療経済の問題は，医療従事者や患者・家族を含む当事者だけではなく，広く国民を巻き込んだ議論が必要である．その議論の前提となるのが，医療経済評価，なかでも費用効果分析による定量的な分析結果である．

本書の構成は以下のとおりである．

第1章「なぜ医療経済評価が重要か？」では，本書の導入として，医療サービスの経済評価の重要性について，実例を交えて解説する．

第2章「医療の費用対効果をどのように評価するか？」では，医療経済評価の手法，生存年やQOLなどのアウトカム評価，費用の測定，増分費用効果比（incremental cost-effectiveness ratio, ICE）などの基礎知識をわかりやすく解説している．

第3章「モデルを用いた費用効果分析」では，費用効果分析によく用いられる判断樹モデルおよびマルコフモデルという手法について解説する．とくにマルコフモデルは，Microsoft Excelなどの表計算ソフトで行う簡便な方法について解説している．

第4章「費用効果分析の論文を読む」では，実際の費用効果分析の論文を読み解くためのポイントを解説する．さらに，筆者らによる費用効果分析の論文を紹介しつつ，費用効果分析において特に注意すべき実践的な事柄について解説している．

　本書を通じて，読者の方々が医療経済評価の手法に関する基礎知識を学び，「医療経済マインド」を身に付けていただくことを願っている．エビデンスに基づく有効かつ費用対効果に優れる医療の実践や貢献に繋げる契機としていただければ幸いである．

　　　2021 年 8 月

　　　　　　　　　　　　　　　　　　　　　　　　　　康 永 秀 生

目　次

第 3 章　モデルを用いた費用効果分析　　69

第 4 章　費用効果分析の論文を読む　　91

1章 なぜ医療経済評価が重要か？

① 高額医薬品をどう扱うか？

1.1　高額医薬品「ビンダケル®」

　2020年7月にウェブ開催された日本循環器学会学術集会で，「循環器×医療経済―クロスさせて考える―」というセッションがあり，筆者（康永）も演者の一人に招かれた．そのセッションで，トランスサイレチン型心アミロイドーシス（transthyretin amyloidosis cardiomyopathy, ATTR-CM）治療薬であるタファミジスメグルミン（商品名ビンダケル®）が話題に上った．

　循環器が専門でない読者のために，少しだけ解説を加えよう．心アミロイドーシスは，心臓へのアミロイド沈着に起因する心機能障害であり，二次性心筋症の1つである．ビンダケル®は，かつて遺伝性ATTRアミロイドーシスという希少疾患のみが適応であった．ところが2019年3月に適応拡大され，野生型ATTR心アミロイドーシスにも投与できるようになった．

　野生型ATTRアミロイドーシスは，かつては「老人性全身性アミロイドーシス」とよばれていた．生理的老化の1つと考えられる．実際，心アミロイドーシスは，80歳以上では12～25％，90歳以上では37％にみられるという[1,2]．

　「きんさん・ぎんさん」は100歳の双子として一世を風靡した．ぎんさんの剖検を担当した病理医によれば，「ぎんさんの病理解剖結果から診断した主な病名は，老人性全身性アミロイドーシスとアルツハイマー病の2つ」とのことである[3]．

　そもそも生理的老化を治療する必要があるのか，という議論はひと

---

[1] Ueda M, et al. Clinicopathological features of senile systemic amyloidosis: an ante-and post-mortem study. Mod Pathol. 2011; 24: 1533-44.

[2] Tanskanen M, et al. Senile systemic amyloidosis affects 25% of the very aged and associates with genetic variation in alpha2-macroglobulin and tau: a population-based autopsy study. Ann Med. 2008; 40: 232-9.

[3] 関島良樹. 老化とアミロイドーシス. 信州医学雑誌. 2019; 67: 79-80.

まずさておき，問題となるのはビンダケル®が高額であることだ．ビンダケル®の日本における薬価は 2020 年当時，1 カプセル（20 mg）で 43,672.8 円．年間の薬剤費は 1 人 6,376 万円に上り，70 歳以上の平均年間医療費の約 100 人分に相当する．

1.2. ビンダケル®の費用対効果

さらに問題となるのは，ビンダケル®がその費用に見合う効果があるかどうかである．

ビンダケル®の効果自体がないわけではない．2018 年，AT-TR-CM 患者を対象とするビンダケル®の第 3 相試験（ATTR-ACT）の結果が，New England Journal of Medicine 誌に論文発表された[4]．プラセボ群と比較してビンダケル®投与群では，30 カ月時の総死亡および心血管入院率が有意に低かった．具体的には，総死亡のハザード比 0.70（95% 信頼区間 0.56〜0.81），心血管入院の相対リスクは 0.68（95% 信頼区間 0.56〜0.80）となった．

ビンダケル®の費用効果分析に関する論文は，2020 年の Circulation 誌に掲載された[5]．ATTR-ACT 試験のデータを用いて，マルコフモデル（第 3 章 p.73 参照）により費用効果分析を実施したものである．アウトカムは生涯の増分費用効果比（incremental cost-effectiveness ratio, ICER）および年間の財政インパクトとした．ちなみに，治療 A から治療 B に切り替えた場合の費用の増分 ΔC（$= C_B - C_A$）と効果の増分 ΔE（$= E_B - E_A$）の比（$= \Delta C / \Delta E$）を，治療 B の治療 A に対する増分費用効果比という．効果は通常，質調整生存年（quality-adjusted life years, QALYs）を用いて評価される（第 2 章 p.42 参照）．財政インパクトは，1 症例あたりの費用×症例数で概算される．

4 Maurer MS, et al. Tafamidis treatment for patients with transthyretin amyloid cardiomyopathy. N Engl J Med. 2018; 379: 1007-16.

5 Kazi DS, et al. Cost-effectiveness of tafamidis therapy for transthyretin amyloid cardiomyopathy. Circulation. 2020; 141: 1214-24.

　通常ケアと比較して，ビンダケル®による増分効果は 1.29 QALYs
（95% 信頼区間 0.47〜1.75），増分費用は 113.5 万ドル（87.2〜
137.7 万ドル），ICER は 88 万ドル/QALY（69.7〜156.4 万）であっ
た．アメリカにおいて費用対効果に優れるとされる閾値は 5〜15 万
ドル/QALY とされる．本研究では，仮に閾値を 10 万ドル/QALY
以下と設定した場合，薬価を 225,000 ドルから 16,563 ドルに，実
に 92.6% カットしなければならない，とした．

　ビンダケル®の適応のある患者 12 万人全員にこの薬を使うと仮定
すると，計算上は年間の財政インパクトは 323 億ドルにも上る．著
者らは，ビンダケル®は難治疾患の予後を改善するものの，費用対効
果の閾値を大幅に超えており，医療費総額を押し上げるため，薬価を
大幅に削減しない限りその使用を制限すべき，と結論づけた．

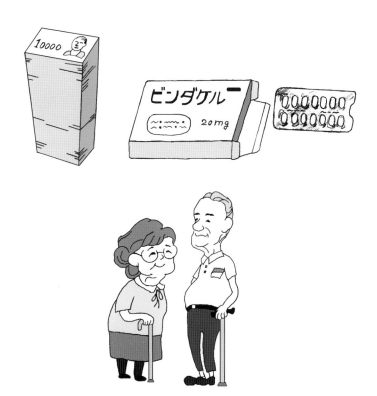

　確かに，1 人の患者が健康寿命を 1 年間延長させるためにかかる費用が 88 万ドル（約 9,000 万円）というのは，いかにも高い．単一の薬剤にかかる総費用が 323 億ドル（約 3.3 兆円）というのも桁外れに高い．さすがにここまで高額になると，財務省の役人でなくとも問題視せざるを得ないだろう．

1.3. 薬価の設定と適正使用

　肝心なことは，行政サイドによる適切な薬価設定と，医療サイドによる適正使用の推奨であろう．NEJM に「有効」とする論文が掲載されたからといって，実臨床レベルで野放図に使用してよいわけではなかろう．Circulation の論文の著者が述べている「薬価が下がらなければ使用を制限すべき」が正論である．

　実際，日本循環器学会は，ビンダケル®の高額な薬価に鑑みて，ビンダケル®を投与できる患者要件，施設要件，医師要件をかなり厳格に定めた．患者要件としては，治療を必要とする心不全症状，心エコーによる拡張末期の心室中隔厚が 12 mm を超える，組織生検によるアミロイド沈着が認められる，免疫組織染色により TTR 前駆タンパク質が同定される，などが含まれる．経験豊富な施設や医師による投与に限定され，投与症例の全例登録も課されている．高額薬剤に対して，臨床サイドでできる対処方法の模範を示していると言えるだろう．

❷ 薬価だけが問題ではない

2.1. 薬剤の市場規模と財政インパクト

　高額医薬品の問題を考える場合，単に薬価の高低のみではなく，市場規模および医療財政へのインパクトも考慮すべきである．

　薬価が高くて市場規模も大きい医薬品は，財政インパクトが非常に大きくなる．前述のビンダケル®がその例である．薬価は低くても市

図 1-1　薬価と財政インパクト

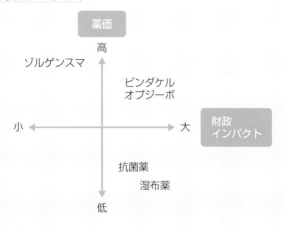

場規模が非常に大きい医薬品は，財政インパクトも大きい．その代表が湿布薬である．一方，薬価が非常に高くても市場規模が小さい場合，財政インパクトも小さい．希少疾患に対する医薬品（ゾルゲンスマ®など）がそれにあたる 図 1-1 ．

2.2. 史上最高額の医薬品「ゾルゲンスマ®」

　脊髄性筋萎縮症（spinal muscular atrophy, SMA）は，脊髄前角細胞の変性による体幹および四肢の筋萎縮と進行性の筋力低下を伴う疾患である．原因は SMN1 遺伝子の欠失や変異である．

　SMA Ⅰ型（重症型）はウェルドニッヒ・ホフマン病ともよばれる．いわゆるフロッピー・インファントの状態を呈し，1 歳までに呼吸筋の筋力低下による呼吸不全を伴い，人工呼吸管理が必要となる．Ⅱ型（中間型）はデュボビッツ病，Ⅲ型（軽症型）はクーゲルベルグ・ウェランダー病ともいわれる．多くの医師にとって，医師国家試験以外ではめったにお目にかかることのない病名かもしれない．厚生労働科学研究・難治性疾患政策研究事業の調査によると，本邦における SMA

の患者数は人口 10 万人に 1.2 人（1,400〜1,500 人）であり，年間 50 人程度が出生する．

この希少な難病に対する治療法の 1 つが，アンチセンスオリゴ核酸薬であるヌシネルセン（商品名スピンラザ®）の髄腔内投与である．さらに近年，オナセムノゲン アベパルボベック（商品名ゾルゲンスマ®）という新薬が登場した．正常な SMA 原因遺伝子を組み込んだアデノ随伴ウイルスベクターを利用した遺伝子治療薬である．

スピンラザ®は 4〜6 カ月ごとの投与が長期間必要であるのに対して，ゾルゲンスマ®は 1 回の投与のみでよいとされる．ゾルゲンスマ®の長期成績はいまだ得られていないものの，臨床試験における短期成績は良好であった．

どちらも費用は高額である．スピンラザ®髄注 12 mg の 2020 年における薬価は 1 瓶 949 万 3,024 円である．ゾルゲンスマ®は 2020 年に薬価収載され，最初の薬価は 1 億 6,707 万 7,222 円となり，史上最高額を記録した．スピンラザ®のおよそ 18 瓶分にあたる．

ゾルゲンスマ®はその超高額の薬価が耳目を集めた．超高額薬剤により医療財政を圧迫することを問題視するメディアの論調も認められた．しかしそれは，一面的な見方に過ぎない．

ゾルゲンスマ®は，その効果の高さを考慮しても，さらに既存薬のスピンラザ®を長期間使用した場合の費用と比較しても，適正な価格であるという意見もある．さらに重要なことは，希少疾患であるがゆえに市場規模はきわめて小さく，年間の予測使用患者数は 25 人程度であり，金額にしても 42 億円程度である．医療財政全体に与えるインパクトは大きくない．

なおゾルゲンスマ®は，「費用対効果評価制度」（第 2 章 p.36 参照）の対象品目となっており，今後は費用効果分析の結果に基づき薬価がさらに調整されることとなる．

❸ 効果がない治療に 1 円も払う価値はない

3.1. 1 兆円超を売り上げた「脳代謝改善薬」

　費用対効果が議論となる医療サービスは，少なくとも何がしかの効果に関するエビデンスがあるものに限られる．効果がない医療サービスには 1 円も余計に支払う価値はない．つまりそのような医療サービスは，医療経済評価の議論の俎上に載せる以前に，治療の選択肢から外すべきである．

　かなり古い話ではあるものの，1990 年代，「脳循環代謝改善薬」なる医薬品が，日本でのみ承認された．複数の製薬企業がこぞって類似品を販売した．商品名はアバン®，カラン®，エレン®，ホパテ®，セレポート®である．高齢者の脳機能を改善させるという効能であり，総売り上げは 1 兆円を超えたという．

　しかしながらその効果については，当初から疑いの目が向けられていた．その後，脳代謝改善薬は医薬品再評価の対象となり，「効果なし」と判断され，それに基づき厚生労働省はこれらの薬の承認を取り消した．これらの薬は発売中止となり，医薬品市場からひっそりと消えていった．

　脳代謝改善薬が医薬品再評価の対象となった理由の 1 つが，1 兆円を超えるという財政インパクトであった．実際のところ，現代においても，効果があるかどうか疑わしい市販薬は少なくない．しかし，たいていその市場規模はあまり大きくなく，財政インパクトも小さい．おそらくそのために，再評価の対象となることもない．

3.2. 既存医薬品・医療機器の再評価の必要性

　日本においては 2000 年以降，根拠に基づく医療（evidence-based medicine, EBM）の概念が普及し始めた．現在では，医薬品・医療機器の承認の基準は厳しくなっている．しかし，2000 年以前に

　承認された医薬品・医療機器のなかには，効果に関するエビデンスが乏しいものも少なくない．当時の緩い基準で保険収載されて以降，現在まで日常臨床で使用され続けている．研究者主導臨床試験で再検証しようとしても，多額の費用がかかるため実現困難である．

　しかしながら本来，市販後の薬剤であっても，その効果を再評価し，効果のない薬は公的保険の適用から外してしかるべきである．臨床試験が理想であるものの，費用的・倫理的にそれが困難である場合，よくデザインされた観察研究が，限界はあるものの臨床試験を補完できる．近年，疾患レジストリーや保険データベースなどの大規模リアルワールドデータが利用可能となり，医薬品・医療機器や医療技術の効果や費用の検討が一部可能となっている．

　筆者（康永）らが行ったリアルワールドデータ研究でも，すでに保険収載されている医薬品・医療機器や医療技術について，その効果や費用が検証された．統計学的に有意な効果が認められたものもあれば，認められなかったものもある．急性膵炎に対するメシル酸ガベキサート[6]および膵局所動注療法[7]，敗血症・播種性血管内凝固症候群（disseminated intravascular coagulation, DIC）に対するトロンボモジュリン[8]・免疫グロブリン[9]・エンドトキシン吸着療法[10]・セプザイリ

[6] Yasunaga H, et al. Effect and cost of treatment for acute pancreatitis with or without gabexate mesylate: a propensity score analysis using a nationwide administrative database. Pancreas. 2013; 42: 260-4.

[7] Hamada T, et al. Continuous regional arterial infusion for acute pancreatitis: a propensity score analysis using a nationwide administrative database. Critical Care. 2013; 17: R214.

[8] Tagami T, et al. Recombinant human soluble thrombomodulin and mortality in severe pneumonia patients with sepsis-associated disseminated intravascular coagulation: an observational nationwide study. J Thrombosis Haemost. 2015; 13: 31-40.

[9] Tagami T, et al. Intravenous immunoglobulin and mortality in pneumonia patients with septic shock: an observational nationwide study. Clinical Infectious Diseases. 2015; 61: 385-92.

[10] Iwagami M, et al. Postoperative polymyxin B hemoperfusion and mortality in patients with abdominal septic shock: a propensity-matched analysis. Crit Care Med. 2014; 42: 1187-93.

ス（持続緩徐式血液濾過器）[11]，劇症型心筋炎に対する免疫グロブリン[12]，ステージ IV 固形がん・DIC に対するアンチトロンビン[13]，脳梗塞に対するアルガトロバン[14] およびオザグレル[15] などについては，効果に関する有意な結果は認められなかった．一方，静脈血栓塞栓症に対する下大静脈フィルター[16]，喀血に対するトラネキサム酸[17]，重症熱傷に対する高用量ビタミン C[18]，非閉塞性腸管虚血症（non-occlusive mesenteric ischemia, NOMI）に対する血管拡張薬[19] などについては，効果に関する有意な結果を認めた．もちろん，1 本の論文のみで効果に関する結論が得られるわけではなく，さらなるエビデンスの蓄積が必要である．

---

[11] Hayashi K, et al. Clinical effect of the AN69ST membrane as a cytokine adsorption therapy for sepsis due to acute panperitonitis: a retrospective cohort study. Blood Purification. 2020; 49: 364-71.

[12] Isogai T, et al. Effect of intravenous immunoglobulin on in-hospital mortality for fulminant myocarditis: propensity score analyses. J Card Fail. 2015; 21: 391-7.

[13] Taniguchi K, et al. Antithrombin use and mortality in patients with stage IV solid tumor-associated disseminated intravascular coagulation: a nationwide observational study in Japan. BMC Cancer. 2020; 20: 867.

[14] Wada T, et al. Outcomes of argatroban treatment in patients with atherothrombotic stroke: an observational nationwide study in Japan. Stroke. 2016; 47: 471-6.

[15] Wada T, et al. Ozagrel for patients with noncardioembolic ischemic stroke: a propensity score matched analysis. J Stroke Cerebrovasc Dis. 2016; 25: 2828-37.

[16] Isogai T, et al. Effectiveness of inferior vena cava filters on in-hospital mortality as an adjuvant to antithrombotic therapy for pulmonary embolism: propensity score and instrumental variable analyses. Am J Med. 2015; 128: 312. e23-31.

[17] Kinoshita T, et al. Effect of tranexamic acid on mortality in patients with haemoptysis: a nationwide study. Crit Care. 2019; 23: 347.

[18] Nakajima M, et al. Effect of high-dose vitamin C therapy on severe burn patients: a nationwide retrospective cohort study. Crit Care. 2019; 23: 407.

[19] Takiguchi T, et al. Vasodilator therapy and mortality in non-occlusive mesenteric ischemia: a nationwide observational study. Crit Care Med. 2020; 48: e356-61.

3.3. 効果が証明されない薬の例

上記のうち，トロンボモジュリンの効果と費用対効果について解説しよう．

3.3.1. トロンボモジュリンの効果

遺伝子組換えトロンボモジュリン製剤（recombinant human soluble thrombomodulin, rhTM）は，DIC の治療薬であり，2008 年に日本で世界に先駆けて発売された．日本で行われた治験では，さまざまな原因による DIC 患者 232 例が対象となった．「DIC 離脱率」というエンドポイントは，rhTM 群のほうが，コントロールであるヘパリン群よりも有意に高い結果となった[20]．

しかしこの治験にはいくつか問題がある．まず対象者には腫瘍や敗血症など原因の異なる DIC が混在していた．また，本治療薬の真のエンドポイントは死亡であるところ，代替エンドポイントである「DIC 離脱率」なる指標が用いられた．

その後，筆者（康永）らの研究グループは，リアルワールドデータを用いて，rhTM と死亡率との関連を検証した[21]．対象は重症肺炎に伴う敗血症性 DIC に絞り，2010 年 7 月〜2013 年 3 月の期間のデータを 936 施設から収集・分析した．入院当日または翌日から人工呼吸器管理および昇圧剤（ノルアドレナリンなど）の投与を要した 6,342 人を対象に，傾向スコア・マッチングと操作変数法という統計手法を用いて，rhTM 使用群と非使用群の間で 28 日死亡率を比較した．傾向スコア・マッチングによる 1,140 ペア（2,280 人）の比較では，

---

[20] Saito H, et al. Efficacy and safety of recombinant human soluble thrombomodulin (ART-123) in disseminated intravascular coagulation: results of a phase III, randomized, double-blind clinical trial. J Thromb Haemost. 2007; 5: 31-41.

[21] Tagami T, et al. Recombinant human soluble thrombomodulin and mortality in severe pneumonia patients with sepsis-associated disseminated intravascular coagulation: an observational nationwide study. J Thrombosis Haemost. 2015; 13: 31-40.

28 日死亡率はそれぞれ 37.6%，37.0% となり，両群間で有意差を認めなった（オッズ比 1.00; 95% 信頼区間 0.87～1.22）．操作変数法の結果でも同様に両群間に 28 日死亡率の有意差を認めなかった．

　さらにその後の 2019 年，26 カ国での臨床試験（SCARLET 試験）の結果が JAMA 誌に掲載された[22]．2012 年 10 月～2018 年 3 月の期間に，敗血症性 DIC で集中治療室に入室した対象患者 800 人が，トロンボモジュリン群（n＝395）およびプラセボ群（n＝405）にランダムに割り付けられた．エンドポイントは 28 日死亡率に設定された．その結果，28 日死亡率はトロンボモジュリン群が 26.8%，プラセボ群が 29.4%，リスク差 2.55%（95% 信頼区間−3.68～8.77）となり，両群間で有意差は認められなかった．

　SCARLET 試験の結果は，上述の筆者らのリアルワールドデータ研究の結果を追認するような内容である．大規模なリアルワールドデータを用いて適切に交絡因子が調整された研究は，適切に実施された臨床試験と同様の結果をもたらすことの証左でもある．

　なお，その後筆者らは同じリアルワールドデータを用いて，ステージⅣの固形がんに伴う DIC に対するトロンボモジュリンの効果についても検証した[23]．1 対 4 傾向スコア・マッチングで背景因子をバランシングしたトロンボモジュリン群（n＝1,979）と非投与群（n＝7,916）において，28 日死亡率はそれぞれ 34.3%，37.4% となり，群間に有意差を認めなかった．

　以上をまとめると，敗血症性 DIC でも悪性腫瘍による DIC でも，トロンボモジュリンによる死亡率減少効果は示されなかった．

22 Vincent JL, et al. Effect of a recombinant human soluble thrombomodulin on mortality in patients with sepsis-associated coagulopathy: the SCARLET randomized clinical trial. JAMA. 2019; 321: 1993-2002.
23 Taniguchi K, et al. Recombinant thrombomodulin in disseminated intravascular coagulation associated with stage IV solid tumors: a nationwide observational study in Japan. Thromb Haemost. 2021; 121: 36-45.

3.3.2. トロンボモジュリンの費用対効果

　トロンボモジュリンの費用対効果を検証した原著論文は，我々の知る限り存在しない．それはそうである．効果が明らかでない薬剤は，費用対効果の検証をしようがない．前述のとおり，治療Aから治療Bに切り替えた場合，費用の増分ΔC（$= C_B - C_A$）と効果の増分ΔE（$= E_B - E_A$）の比（$= \Delta C / \Delta E$）を，治療Bの治療Aに対する増分費用効果比（ICER）という．$\Delta E = 0$の場合，すなわち分母が0の場合，ICERは無限大となってしまい，計算する意味がない．そういう場合は，単にC_AとC_Bを比較し，費用が低い方を選択すればよい．

　トロンボモジュリン（商品名リコモジュリン®）の薬価は1バイアル（12,800 U）で39,978円である．成人に対する用量は1日1回380 U/kgであり，仮に1日2バイアルを7日間投与すれば約56万円である．ちなみに，ヘパリンの薬価は1万単位で300円前後であり，仮に1日2万単位を7日間投与すれば4,200円前後である．

3.4. 「かぜに抗菌薬」という究極の無駄

3.4.1. 「かぜに抗菌薬」はデメリットしかない

　抗菌薬はウイルス感染症には無効である．かぜの多くはウイルス感染である．したがって，かぜに抗菌薬はたいていの場合に無効である．医師ならば誰でも知っている話だ．かぜが悪化し，二次性に細菌性肺炎を併発した場合，抗菌薬はむろん有効である．そこで，二次感染の予防という名目でかぜに抗菌薬を処方する向きもあるかもしれない．しかし，そのような予防効果は皆無といってよい．あるイギリスの研究によれば，約153万の患者を対象として抗菌薬投与群と非投与群を比較した場合，両群間で二次感染の発生割合に差はなく，その一方で抗菌薬群では下痢や薬疹などの副作用の増加を認めた[24]．

　2005〜2014年の期間にイギリスの610のクリニックにおける分

---

[24] Meropol SB, et al. Risks and benefits associated with antibiotic use for acute respiratory infections: a cohort study. Ann Fam Med. 2013; 11: 165-72.

析データによれば，約 7,000 人の住民をカバーする平均的なクリニックにおいて，抗菌薬処方割合が 10％減った場合，肺炎発症は 1 人 / 年，扁桃周囲膿瘍は 0.1 人 / 年の増加にとどまった[25].

　つまり，かぜに抗菌薬を投与するメリットはほぼ存在しない．そればかりか，抗菌薬の乱用は薬剤耐性菌の発生というデメリットを引き起こす．それも，医師ならば誰でも知っていることである．

　2014 年の報告によれば，薬剤耐性菌に対する対策を何もとらなかった場合，2050 年には全世界で薬剤耐性菌による死者が 1,000 万人に上ると予測された[26].　この種の報告は過大評価であることが常であるので，1,000 万人という数値をうのみにする必要はないものの，いずれにせよ薬剤耐性菌の問題について深刻に受け止める必要はある．

3.4.2. 厚生労働省『手引き』の効果

　世界保健機構（WHO）は，薬剤耐性に対する国家行動計画（アクションプラン）の策定をすべての参加国に求めている．これを受けて，厚生労働省も薬剤耐性菌の問題に取り組んでいる．

　2017 年 4 月の日本感染症学会と日本化学療法学会の合同学会で，塩崎恭久厚生労働大臣（当時）は，「薬剤耐性（AMR）問題に対する日本の取り組み」というタイトルの講演を行い，特に経口の抗菌薬使用量の削減が日本の課題であると指摘した．また同年 6 月，厚生労働省は『抗微生物薬適正使用の手引き』を公表した．現在は第二版が公表されている[27].

　「手引き」の中身を要約すると，いわゆる「かぜ」とは「急性気道感染症」を指し，「感冒」，「急性鼻副鼻腔炎」，「急性咽頭炎」，「急性気管支炎」の 4 つがある．感冒はほぼウイルス感染のため，抗菌薬

[25] Gulliford MC, et al. Safety of reduced antibiotic prescribing for self limiting respiratory tract infections in primary care: cohort study using electronic health records. BMJ. 2016; 354: i3410.

[26] Antimicrobial Resistance:Tackling a crisis for the health and wealth of nations. the O'Neill Commission, UK, December 2014.

[27] https://www.mhlw.go.jp/content/10900000/000573655.pdf

を使わない. 成人の急性鼻副鼻腔炎は, 軽症例では抗菌薬を使わず, 中等症以上のみアモキシシリンを使ってよい. 小児の急性鼻副鼻腔炎は, 原則として抗菌薬を使わず, 遷延例・重症例にのみアモキシシリンを使用する. 急性咽頭炎は成人・小児ともに原則として抗菌薬を使わない. 例外的にA群 β 溶血性レンサ球菌が検出された場合のみアモキシシリンを使用する.

さて, 治療は医師の独占的業務であり, 治療選択には医師の裁量権が認められている. したがって厚生労働省が発出する「手引き」に強制力はもちろんない. とは言え,「手引き」が医師の行動変容をもたらし, 無駄な抗菌薬投与が減るのではないか, という期待は持てるかもしれない.

そこで筆者 (康永) らが行った,「手引き」発出前後の抗菌薬処方の動向を分析した研究結果を紹介しよう[28]. 分割時系列解析 (interrupted time-series analysis) という手法を用いて,「手引き」発出の時期 (2017年6月) 前後の1年間ずつ計2年間 (2016年6月〜2018年6月), 季節変動の影響を調整したうえで, かぜで外来受診した患者の抗菌薬処方割合を分析した.

約1,318万人のかぜの患者において, 2年の期間中に抗菌薬処方割合がごくわずかに下降しているトレンドがみられた (1週あたり −0.06%; 95%信頼区間 −0.07〜−0.04%). しかしながら「手引き」発出前のトレンドと発出後のトレンドに有意差は認められなかった. (トレンド差, 1週あたり −0.01%; 95%信頼区間 −0.10〜0.07%). つまり「手引き」の発出と抗菌薬処方割合との関連は認められなかった.

何とも残念と言おうか, 皮肉な結果である.「手引き」の発出自体が医師たちに知られていないのか, 知られていても無視されているのか.

---

28 Sato D, et al. Impact of national guidelines for antimicrobial stewardship to reduce antibiotic use in upper respiratory tract infection and gastroenteritis. Infection Control Hosp Epidemiol. 2021; 42: 280-6.

　「手引き」発出前の 2017 年 4 月の日本感染症学会・日本化学療法学会合同学会では，かぜに対する抗菌薬の処方実態に関する医師 612 人を対象としたアンケート調査の結果が報告された．それによれば，かぜの患者やその家族の約 2 割が「適応外であっても抗菌薬の投与を希望する」．約 6 割の医師が「説明しても納得しない場合は抗菌薬を処方する」とのことであった．「手引き」の発出前，医師は抗菌薬処方を手控えようという意志は持ちながら，患者や家族の意向に抗しきれず，抗菌薬を投与していたのかもしれない．「手引き」を発出されたところで，それに変化はなかったということかもしれない．

3.4.3. なぜ医師は効果がない治療を行うのか？

　医師がかぜに抗菌薬を処方することについて，経済的なインセンティブはあまりない．平たく言うと，医師が金儲けのために無駄な抗菌薬を処方している，という批判は失当である．医師が外来で薬剤を処方することにより得られる診療報酬は，「処方箋料」（患者一人あたり 1 回 680 円）だけである．薬を何剤処方しても同額である．多数の薬剤を処方しても医師への報酬が上がるわけではない．利益の一部は調剤薬局，利益のほとんどは製薬会社が得ることになる．

　ではいったいなぜ，医師はかぜに抗菌薬を処方するのか？　「患者の希望」だけで説明できるのか？　これについて，少し古いが，2004 年の British Medical Journal に興味深い論説が掲載された[29]．タイトルが振るっている―"Why do doctors use treatments that do not work?（なぜ医師は効果がない治療を行うのか？）これによれば，効果がないまたは不明であり，ときに有害でさえある治療を，医師たちが行う理由には以下の 8 つがある．

　　① 臨床的な経験
　　② 代替効果への過剰な信頼
　　③ 疾病の自然経過

[29] Doust J, Del Mar C. Why do doctors use treatments that do not work? BMJ. 2004; 328: 474-75.

④（誤った）病態生理モデルへの愛着

⑤ 儀式や秘儀

⑥ 何かをなすべき必要

⑦ 誰も疑義を挟まない

⑧（真または仮定の）患者の希望

　医師は自らの「臨床的な経験」に依存しがちである．ある患者にある治療がたまたま有効であっただけで，その治療が普遍的に有効であると誤認しがちである．しかしそれは治療の真の効果ではなく，「疾病の自然経過」に過ぎないかもしれない．こうした誤認は医師だけでなく患者にもありがちである．

　また医師は，目の前の患者に対して，何もしないわけにはいかない，と思っているふしがある．「何かをなすべき必要」にいつも迫られている．それが「患者の希望」であることもある．それゆえに，エビデンスがあろうとなかろうと，実施可能な治療は実施する．そうした治療の実施は，患者と医師の間の合意の下で行われるから，「誰も疑義を挟まない」．

　肺炎予防の名目でかぜに抗菌薬を処方するのは「（誤った）病態生理モデルへの愛着」である．また，かぜに対する抗菌薬処方はずいぶん古くから行われていて，すでに「儀式」と化している．患者も，抗菌薬をもらうことがむしろ当たり前と考えている．「かぜに抗菌薬は無効」という説明こそ無効である．

　そのような患者に対して抗菌薬を処方せず，「家で暖かくして寝ていなさい」とだけ伝えて帰そうとしてしまった日には，患者の満足度はがた落ちである．なかには，それでも帰ろうとしない患者がいる．根負けして，抗菌薬を処方して帰ってもらうほかない．いわゆる「グッドバイ処方」である．仮に，一旦は患者を説き伏せることに成功して，抗菌薬を処方せずに帰ってもらったとしても，その患者は別のクリニックに行くに違いない．なにしろ日本はフリーアクセス制度を採用しているのだから．そして，抗菌薬を処方してくれなかったクリニックには，二度と行かなくなるだろう．

「かぜに抗菌薬」問題はかくも根深い．役人が「手引き」を出した
ところで，実際，微動だにしないのである．

科学的根拠に基づく医療（EBM）とは，個々の患者の診療に関わる
意思決定に際し，最新かつ最良の科学的根拠をレビューしたうえで，
一人ひとりの患者に特有の臨床的状況や価値観にも配慮した医療であ
る．

科学的根拠のない治療，ガイドラインで推奨されない治療を，実施
してはならないわけではない．しかし，そのような治療を行う場合，
目の前の患者にとってその治療が有害となる可能性を常に考えなけれ
ばならない．また，医療経済の側面から，医療資源の浪費となること
も頭に入れておかねばならない．それでもなお，敢えてその治療を行
うことを正当化できる理由があるのか，考える必要があるだろう．

「患者の希望」という理由のみに依拠することは，EBMとは言えな
い．「副作用が少ない」から気軽に使っていいわけではない．それが
無益な治療を行うことの言い訳にはならない．「他に選択肢がない」
という理由も正当ではない．たいていの場合，「何もしない」ことが
最善の選択肢だからである．医師が「やれることはすべてやった」と
いう達成感を満たすために科学的根拠のない治療をやることは，本当
に患者のためになっているのか？　むしろ患者の不利益と資源の浪費
につながらないか，熟慮すべきである．

3.4.4.「かぜに抗菌薬」の費用対効果

効果がない医療技術は，費用対効果の議論の俎上にも載らない．「か
ぜに抗菌薬」の費用対効果など，検証する意味もない．せいぜい財政
インパクトをいかに抑えるかぐらいは議論できるだろう．

医療経済の面でもベストの方法は，「かぜに抗菌薬」をやめること
である．抗菌薬の費用がかからなくてすむだけではない．下痢や薬疹
などの副作用を回避できるから，それにかかる医療費も抑えられる．
薬剤耐性菌による健康被害が減り，それによる医療費の負担も軽減で
きるだろう．

　とは言え，現実問題として，「かぜに抗菌薬」は前掲のようになくなる見込みはなさそうである．百歩譲ってそれはある程度致し方がないとするならば，次善の策として，せめて低価格の抗菌薬を使用すれば，財政インパクトは軽減できよう．

　ちなみに，「手引き」が一部で推奨しているアモキシシリン（商品名サワシリン®）は，後発医薬品ならば 1 カプセル 10 円前後だ．どうしても処方しなければならないならば，これに限る．高い薬価の抗菌薬を処方したところで，医師は得にも損にもならず，損をするのは患者と国民，得をするのは製薬会社である．

2章 医療の費用対効果を どのように評価するか？

❶ 医療経済評価とは？

1.1 医療技術評価と医療経済評価

医療技術評価（health technology assessment, HTA）とは，広義には，「医療技術の開発・普及および使用により生じる医学的，経済的，社会的かつ倫理的意義を分析する学際的な政策研究分野」と定義される（国際医療技術評価ネットワーク International Network of Agencies for Health Technology Assessment, INAHTA）．

狭義には，「医療技術の費用対効果の評価」を指すものであり，それにより医薬品や医療機器の保険収載の判断や価格調整を行うことである．つまり狭義の医療技術評価は，医療経済評価とほぼ同義である．

医療経済評価は，医療技術の効果だけでなく費用も考慮して，費用に見合った効果があるかどうかを検討する分析手法である．効果の高い医療技術には相応の対価を支払うべきであり，逆に効果が薄い治療には低い対価しか支払うべきでないという，当たり前の話に過ぎない．なお，医療経済評価の対象は医薬品・医療機器が多いものの，これらに限らない．ワクチンなどの予防医療，検査，手術，リハビリテーション，患者教育なども対象となる．

なお，これらの個別技術を Micro-technology とよぶ一方で，病院や医師の体制など医療の構造そのものを Macro-technology と称して評価の対象にすることもある[30]．

広義の定義に従えば，「医療技術評価＝医療経済評価」にはならないはずである．しかし近年，高額医薬品が次々と登場し，それらをどう扱うかという文脈で医療技術評価という言葉が用いられることが多く，その場合は「医療技術評価＝医療経済評価」となる．

「医療経済評価＝医療費削減の手段」という誤解がまかり通っている．新薬などの新しい医療技術は従来の医療技術よりも費用がかかる．

---

[30] Towse A, et al. OHE Consulting report for PhRMA, Office of Health Economics, 2011.

それを導入する以上，医療費はたいてい増大する．その増分費用に見合う増分効果があるかどうかを評価するのが医療経済評価である．医療経済評価の導入が必ずしも医療費削減につながるわけではない．

1.2. 医療経済評価に関連する政策の変遷

1.2.1　医薬品と医療機器に関する制度の成り立ち

　医薬品や医療機器の新規開発には学際的な科学的知識・技術が必要である．基礎医学・臨床医学だけでなく，疫学・統計学，医療倫理学，医療情報学などの社会医学，臨床工学などの学際分野の英知を結集しなければならない．科学をベースにしてこそ，医薬品・医療機器の有効性と安全性を担保できる．

　とは言え，医薬品・医療機器に関する制度は，科学的根拠のみに依拠するものではない．制度は社会からの要請に沿う必要があり，なおかつそれを円滑に運用するためには利害関係者間の調整も不可欠である．

　医療経済の観点から言えば，国民医療費に占める医薬品や医療機器の関連費用の財政インパクトは大きい．けた外れに高額な医薬品・医療機器が次々に開発され，公的医療の財政逼迫を招きつつある．

　産業政策の観点から言えば，世界の医薬品・医療機器市場はかなり大きい．医薬品市場に限っても年間130兆円を超える規模である．しかしながら，その巨大市場における日本企業のシェアはあまり大きくない．メガファーマといわれる巨大製薬企業の多くは欧米企業である．ファイザーとジョンソン・エンド・ジョンソンとMSDとアッヴィはアメリカ，ノバルティスとロシュはスイス，グラクソ・スミスクラインとアストラゼネカはイギリスである．世界の10大メガファーマ・ランキングに入る日本企業は，武田薬品工業だけである．国内企業の育成は産業政策上の課題と言えよう．

　医薬品・医療機器の政策に関連する利害関係者（ステークホルダー）も多岐にわたる．現場の医療従事者には，病院勤務医，開業医，薬剤

師などがいる．それぞれに職能団体（病院団体，医師会，薬剤師会など）
がある．特に勤務医の業界には，立場の異なる複数の団体がある．立
場が違えば意見も異なる．医療政策に関して，職能団体は政府との間
で，あるいは職能団体同士でも綱引きを演じる．職能団体とは別に学
術団体として学会が存在する．学会も，同じ領域でも立場の異なる複
数の学会がある．

　公的医療の原資は国民が支払う保険料と税金である．被保険者・納
税者たる国民はサイレント・マジョリティーである．彼らに代わって，
保険者が支払者を代表して医療政策に関わる．保険者は，医療費高騰
による財政逼迫が常に眼前の難題である．とはいえ，保険者も健康保
険組合・協会けんぽ・市町村国保など複数あり，財政状況もさまざま
で，これまた立場が違えば意見が異なる．患者は医薬品・医療機器の
直接の消費者であり，その利益も害も直接に被る．疾患ごとに患者団
体を構成し，医療行政に意見陳述をするなど一定の影響力を持つこと
もある．

　製薬企業や医療機器企業は営利企業である．彼らの行動原理はある
意味で明確であって，とにかく売れる医薬品や医療機器を開発して，
売れるだけ売りたい．消費者である患者よりもむしろ，患者の代理人
である医師たちに直接商品を売り込む．

　こうした多数の利害関係者が政府と対話し，互いに牽制しあい，科
学的根拠をベースとしつつそればかりではないさまざまな要因によっ
て，政策が決められていく．

1.2.2. 医薬品医療機器等法

　医薬品医療機器等法とは「医薬品，医療機器等の品質，有効性及び
安全性の確保等に関する法律」の略である．さらに略して「薬機法」
と称することもある．医薬品医療機器等法の第一条において，「この
法律は，医薬品，医薬部外品，化粧品，医療機器及び再生医療等製品
（以下「医薬品等」という．）の品質，有効性及び安全性の確保並びに
これらの使用による保健衛生上の危害の発生及び拡大の防止のために

必要な規制を行うとともに，指定薬物の規制に関する措置を講ずるほか，医療上特にその必要性が高い医薬品，医療機器及び再生医療等製品の研究開発の促進のために必要な措置を講ずることにより，保健衛生の向上を図ることを目的とする」とされている．要約すれば，「医薬品や医療機器の有効性及び安全性の確保」が目的である．

　同法は，薬局の規制，医薬品及び医療機器等の製造販売業及び製造業の規制，医薬品・医療機器の販売業の規制，医薬品等の広告規制，医薬品等の安全対策，などを定めている．独立行政法人医薬品医療機器総合機構（PMDA）は，医薬品及び医療機器等の承認審査の実務，市販後の安全性情報の収集・提供，医薬品及び医療機器等による健康被害に対する救済，などを担当する．

1.2.3. 薬価の算定方法

　医師が公的医療保険の範囲で診療を行う場合，診療報酬点数表や薬価基準に規定されている診療行為や医薬品等のみを実施・使用できる．保険診療で認められる各診療行為や医薬品などの価格は全国一律である．診療報酬点数表は約 5,000 の項目，薬価基準には約 16,000 の医薬品が収載されている．診療報酬は中央社会医療保険協議会（中医協）での審議を経て 2 年ごとに改定される．

　理論上，一般の財・サービスの価格は，市場における需要と供給のバランスより変動し，需要曲線と供給曲線が一致する点で均衡価格に至る．供給者は財・サービスの初期価格を自由に設定でき，売れなければ価格を下げることもできる．しかし薬価基準に収載される医薬品の価格を，製薬会社が自由に決めることはできない．薬価は，国が決める公定価格である．

　ただし，製薬会社から卸売業者や薬局などに販売される価格には特に定めがなく，売買の当事者同士で自由に決められる．その価格は市場の実勢価格といわれる．薬局にとっては，実勢価格と薬価の差額が利益になり，これを薬価差益という．

　新規収載医薬品の薬価算定方式には，類似薬効比較方式と原価計算

方式がある．新薬の同種同効薬がすでに薬価基準に収載されている場合，それと同額になるように設定する方式が，類似薬効比較方式である．画期性加算・有用性加算・市場性加算・小児用加算によって，既存の同種同効薬と異なる新規性が評価される．外国価格の1.5倍を超える場合は，外国平均価格調整により引き下げられる．後発医薬品（ジェネリック医薬品）が最初に薬価収載される際，先発医薬品の50%の薬価とされる．すでに後発医薬品が収載されている場合，二番手以降の後発医薬品を収載する際は，既存品の最低価格で追加収載される．

　類似薬が存在しない場合，原価計算方式によって薬価が算定される．原材料費・労務費・製造経費などの製造原価に加えて，販売費及び一般管理費，営業利益，流通経費ならびに消費税を合計した金額を薬価とする．

　既収載医薬品については，中医協が個々の医薬品の実勢価格に関する調査を定期的に行い，薬価と実勢価格の乖離を縮小するように，「市場実勢価格加重平均値調整幅方式」を用いて薬価の引き下げを行う．具体的には，実勢価格の平均値に2%だけ上乗せして新薬価を設定する．この2%を公的薬価差益という．

　新薬の開発には莫大な費用がかかる．新薬の薬価は，開発費用を回収できることにとどまらず，次なる新薬の開発にかかる投資費用も賄えるように，製薬会社には一定程度の利益を保証する必要もある．産業政策の視点からは，薬価をあまりに低く設定しすぎると，国内の医薬品産業の振興を妨げるリスクにもなりかねない．一方，医療財政の視点では，医薬品費の急激な上昇をコントロールすることは，財政規律上の優先課題である．

1.2.4. 薬価制度の改変

　2018年に薬価制度が大幅に改変された．その背景には，超高額薬剤オプジーボ®（一般名ニボルマブ）の登場があった．

　オプジーボ®は日本の製薬会社が開発した免疫チェックポイント阻

害剤である．2014年に「根治切除不能な悪性黒色腫」に対する治療
薬として承認された．薬価は原価計算方式によって算定され，年間推
定患者数470人で採算ベースとなるように高額の薬価（1瓶73万円）
が設定された．

　患者は本剤の継続的な投与が必要であるため，1人あたり1年間の
医薬品の総額約3,500万円に達した．患者は高額療養費制度を利用
することにより，自己負担は最大でも年間約123万円に抑えられる．
残額はすべて公的負担となる．

　初期の「悪性黒色腫の新薬」という触れ込みの段階では，比較的希
少な疾患に対する治療薬ということで，大して話題にもならなかった．
ところが，本剤は2015年12月に「切除不能な進行・再発の非小細
胞肺がん」に適応が拡大された．年間推定患者数は15,000人となり，
売上予測は40倍以上となった．単純計算でも3,500万円／人×
15,000人＝5,250億円である．この財政インパクトをメディアが喧
伝し，医療の狭い世界を超えて一般の方々にも知られるところとなっ
た．著名な経済学者である伊藤元重・東京大学名誉教授もこの問題に
ついて厳しく論じた．適応拡大により使用患者数が増加すればそれに
反比例して薬価を下げるべきである，という伊藤氏の主張はまったく
正論である．

　当初，厚生労働省は「市場拡大再算定」というルールを適用するこ
とにより，オプジーボ®の薬価をある程度抑えようとした．そのルー
ルに基づけば，薬価は25％引き下げとなる．ところが2016年10
月の経済財政諮問会議において，25％引き下げでは足りず，50％以
上引き下げすべきとする意見が出された．オプジーボ®の薬価がアメ
リカで約30万円，イギリスでは約14万円にすでに引き下げられて
いることもその背景にある．厚生労働省を飛び越えて官邸が動いた．
25％引き下げでは国民の理解が得られないとして，2016年11月に
50％緊急引き下げがなされた．

　この問題を契機として，2016年12月に「薬価制度の抜本改革に
向けた基本方針」が発表された．まず，全医薬品を対象に薬価改定が

2年に1回から毎年に変更された．実勢価格は経時的に低下するため，改定の頻度を増やせば薬剤費の総額をより効率的に抑えられる．

特に新薬については，オプジーボ®問題を踏まえて，適応疾患拡大や効能追加などにより財政インパクトが350億円を超えた場合は，年に4回の薬価改定を可能とする体制に変更された．

新薬創出加算の適用も見直された．また，10年以上の長期収載品の薬価は後発品の薬価を基準に段階的に引き下げることとされた．

ちなみにオプジーボ®の薬価はその後，ルールに従って引き下げられ，2018年4月に約27.8万円，同年11月に17.4万円となった．

1.2.5. 費用対効果評価の導入

さて上記の薬価制度の改変は，高額な薬価をなるべく早く下げて，財政インパクトを軽減するという意図である．そこに費用対効果評価という視点はない．

一方で，高額医薬品等を対象に医療経済評価を行い，その結果を公的医療制度の給付対象とするかどうかの判断や薬価の調整などに活用する取り組みは，各国で早くから行われており，日本でも取り組みが開始されている．

イギリスでは1999年にNational Institute for Health and Care Excellence (NICE) が設立された．NICEは診療ガイドラインの作成も担当している．医療経済評価により検証された成果を，診療ガイドラインにも反映させている．

イギリスに続いて，欧州各国でも医療技術評価が導入され，2004年にドイツでIQWiG，フランスでHASという名称の医療技術評価組織が設立された．

日本では従来から，薬事承認された新薬はすべて薬価収載されてきた．高価な新薬の有効性がほんのわずかであっても，診療ガイドラインには盛り込まれる．そこに費用対効果評価の考え方は完全に抜け落ちていた．

しかし日本でも2012年に，中央社会保険医療協議会（中医協）に「費

用対効果評価専門部会」が設置され，医療経済評価に関する議論が進められた．そして 2017 年から医薬品・医療機器の薬価調整に医療経済評価が試行的に導入され，2019 年には本格的に導入された．

　日本における費用対効果評価の特徴として，保険収載後の医薬品・医療機器の価格調整に活用されるという点があげられる．イギリスで行われているような，新規医薬品・医療機器の保険償還の可否についての判断に費用対効果評価を用いることは，日本では行われない．

　費用対効果評価の対象品目について，企業は中医協の「費用対効果評価の分析ガイドライン」[31] に基づいて分析を行わなければならない．企業が提出したデータは，第三者の専門家によって再分析される．中医協の費用対効果評価専門組織において，企業および再分析グループの分析結果について，科学的妥当性および倫理的・社会的影響等を考慮した総合的評価（アプレイザル, appraisal）が行われる．それに基づいて，価格調整が実施される．

　最初に費用対効果評価の対象となった医薬品は，C 型慢性肝炎治療薬のソバルディ®，ハーボニー®，ヴィキラックス®，ダクルインザ®，スンベプラ®の 5 品目と，抗がん剤オプジーボ®，カドサイラ®の 2 品目の，計 7 品目であった．また，医療機器 6 品目も対象になった．製薬企業の分析と専門家による再分析の結果，オプジーボ®とカドサイラ®が薬価引き下げの対象となった．

② 医療経済評価のいろいろ

2.1. 医療経済評価に該当しないもの

　Drummond らの教科書では，医療サービスに対する評価方法を，

---

31 中央社会保険医療協議会における費用対効果評価の分析ガイドライン 第 2 版 2019. 政策科学総合研究事業（政策科学推進研究事業）「医療経済評価の政策応用に向けた評価手法およびデータの確立と評価体制の整備に関する研究」班. https://www.mhlw.go.jp/content/12404000/000472480.pdf

表 2-1　**医療サービスに対する評価方法**

	アウトカムのみ評価	費用のみ評価	費用とアウトカムの両方を評価
複数の代替案を比較していない	アウトカムの記述	費用の記述	費用とアウトカムの記述
複数の代替案を比較している	アウトカム分析	費用分析	完全な医療経済評価

「複数の代替案と比較しているか？」および「代替案の費用と結果を共に検討しているか？」という 2 つの軸をもとにして分類している[32].

　表 2-1 において，医療サービスのアウトカムのみ評価しているものは，医療経済評価には含まれない．多くの臨床研究がこれらに当てはまる．「アウトカムの記述」は，いわゆる症例報告（case report）や症例シリーズ研究（case-series study）がこれに相当する．「アウトカム分析」は，ある医療サービスを受けた群と受けなかった群との間でアウトカムを比較するタイプの研究である．ランダム化比較試験などがこれに相当する．

2.2. 部分的な医療経済評価

　表 2-1 において，ある単一の医療サービスの費用のみ評価した場合は「費用の記述」という．また，ある単一の医療サービスの費用とアウトカムの両方を評価した場合を「費用とアウトカムの記述」という．複数の代替案（ある医療サービスを受けた場合と受けなかった場合，または治療 A を受けた場合と治療 B を受けた場合）の費用を比較することを「費用分析」という．これらは**部分的な医療経済評価**といわれる．

---

[32] Drummond MF, et al. Methods for the economic evaluation of health care programmes. 4th ed. Oxford Medical Publications; 2015.

図 2-1　完全な医療経済評価

（狭義の）費用効果分析（CEA）⎫
⎪
費用効用分析（CUA）⎬（広義の）費用効果分析（CEA）
⎪
費用最小化分析（CMA）⎭

費用便益分析（CBA）

2.3. 完全な医療経済評価

　複数の医療サービスを費用と効果の両方を考慮しつつ比較検討することを完全な医療経済評価とよぶ．完全な経済評価を細分化すると，(i) 費用効果分析（cost-effectiveness analysis, CEA），(ii) 費用効用分析（cost-utility analysis, CUA），(iii) 費用最小化分析（cost-minimization analysis, CMA），(iv) 費用便益分析（cost-benefit analysis, CBA）の 4 つに分けられる 図 2-1 ．

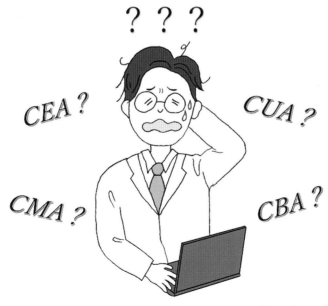

　これらのうち費用効用分析と費用最小化分析は費用効果分析の亜型であるため，三者をまとめて費用効果分析と称することもある．Drummond らの教科書では CEA, CUA, CMA を区別しているものの，アメリカのいくつかの教科書ではこれらを区別せず，まとめてCEA と称している．本書でも特に断りがない限り，CEA, CUA, CMA を総称して費用効果分析と称することにする．

2.3.1. 費用効果分析

　狭義の費用効果分析（CEA）では，結果の指標として，生存年（life years）の延長，治療の成功や検査値の改善などの臨床的なアウトカムが用いられる．

2.3.2. 費用効用分析

　費用効用分析（CUA）では，効果の測定は生存年を生活の質（quality of life, QOL）で調整した質調整生存年（Quality Adjusted Life Years, QALYs）を用いる．

2.3.3. 費用最小化分析

　費用最小化分析（CMA）は，ある医療サービスの効果が比較対照とほぼ同じであることが証明済みの場合に，両者の費用のみを比較して，費用対効果の優劣を判定する手法である．例えば，新薬と後発医薬品（ジェネリック医薬品）の比較，既存薬とほぼ同効の新薬の比較，同じ薬であっても異なる投与方法（静注と自己注射など）の比較に用いられる．

2.3.4. 費用便益分析

　サービスの効果を貨幣価値に換算した便益（benefit）を，費用と直接比較する方法を費用便益分析（CBA）という．便益と費用の差分（便益−費用）を純便益（net benefit）という．医療以外の分野では用いられることもあるが，医療経済評価ではほとんど用いられない．中央

社会保険医療協議会（中医協）の「費用対効果評価の分析ガイドライン」でも，「効果を金銭換算せず，費用と効果を別々に推計する（略）ことを原則とする」とされており，CBA は用いないことが明記されている．

3 アウトカムの評価

3.1. アウトカムとは？

治療の結果・成果を定量的に評価したものをアウトカム（outcome）という．

アウトカムには，真のアウトカム（true outcome）と代替アウトカム（surrogate outcome）がある．真のアウトカムには，疾病の治癒，合併症の予防，生存年延長，QOL 改善などが含まれる．しかし，疾病の治癒や生存年延長を評価するには，長期間の観察を要したり，多数の症例数が必要になることもある．そのため，真のアウトカムが実現する前の中間的な段階におけるアウトカムとして，代替アウトカムが評価されることも多い．例えば，降圧薬投与の目的は，高血圧の改善（血圧の低下）による疾患（心筋梗塞・脳卒中など）の予防とそれに伴う生存年延長である．したがって疾患の発生や生存年延長は真のアウトカムである．しかし疾患の発生や死亡を観察するには長期間を要する．そのため，高血圧の改善（血圧の低下）が代替アウトカムとして用いられる．

またアウトカムは，医療者の視点に立ったアウトカムと，患者の視点に立ったアウトカム（patient-centered outcomes, PCO）に分けられる．医療者の視点に立ったアウトカムを 表2-2 に示す．患者の視点に立ったアウトカム評価には，QOL 評価などが含まれる．

表 2-2 医療者の視点に立ったアウトカム

(ⅰ) 予後に関連するアウトカム

全死因死亡 (All-cause mortality)

疾患特異的死亡 (Disease-specific mortality)

X 年生存率 (X-year survival)

(ⅱ) 治療経過に関連するアウトカム

治療への反応率（response），疾患・症状の寛解（remission）・再発（recurrence），合併症（complication）・有害事象（adverse event）の発生，検査値の改善・悪化，治療期間，入院・再入院，入院日数，など

3.2. 質調整生存年（QALYs）

　治療は疾病の治癒を目的に行われることが多い．疾病の治癒は，**生存年（life years）**延長につながりうる．しかし疾病によっては完全な治癒を見込めないものも少なくない．その場合，症状の緩和や**生活の質（quality of life, QOL）**の改善・維持が治療の目的になりうる．

　生存年は重要なアウトカム指標の1つである．しかし，例えば「腰痛」のように，そもそも生死があまり問題とならない疾病も少なくない．生死とは直接関連しない場合でも，QOL の低下に関連しうる．

　抗がん剤は生存年延長を期待できるかもしれない．しかし，その間に抗がん剤の副作用によって QOL が著しく損なわれてしまうかもしれない．そうなると，本来の治療目的にそぐわなくなることもある．

　単に生存年だけが問題になるわけではなく，QOL も加味した生存年を評価する必要がある．そのために用いられる指標の1つが，**質調整生存年（quality-adjusted life years, QALYs）**である．QALYs は，生存年を QOL 値で重み付けした指標である．

$$QALYs ＝生存年 × QOL 値$$

　ここで QOL 値とは，完全な健康を1，死亡を0として，種々の健康状態を0〜1までの単一値で表したものである．なお，測定方法によっては，死亡よりも悪い健康状態を反映して，QOL 値がマイナス

図 2-2　QALYs の概念図

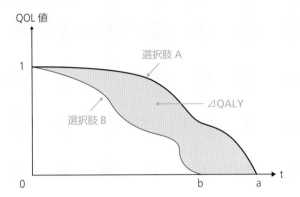

となることもある.

　文献によっては，QOL 値を「効用値（utility score）」と表現している。ともある．しかし，経済学において "utility" という単語は多義的であり，誤解を生みやすい．本書では QOL 値と表記する．

　図 2-2 は，QALYs の概念を表す．横軸は時間（t），縦軸は QOL 値である．観察開始時点（t=0）での QOL は 1（＝完全な健康）である．選択肢 A の場合，QOL は比較的緩やかに低下し，t=a の時点でQOL は 0（＝死亡）に至る．選択肢 B の場合，QOL は比較的早く低下し，t=b の時点で QOL は 0 になる．

　選択肢 B と比較した選択肢 A の生存年延長は a−b に相当する．

　選択肢 A（または B）を選んだ場合の QALYs の合計は，選択肢 A（または B）が描く曲線と両軸の間に挟まれる部分の面積に相当する．したがって，選択肢 B と比較した選択肢 A の QALYs 延長（⊿QALY）は，図 2-2 のグレーの部分の面積に相当する．

　医療経済評価において，アウトカム指標は QALYs を用いることが基本とされる．しかし，QOL 評価を含めない生存年での評価もケースによっては許容される．また，疾病の特性や医薬品・医療機器の特

徴などに応じて，代替アウトカムを評価指標に用いてもよいことがある．

3.3. QOL 値の直接測定法

QOL 値を直接測定する方法として，**評価尺度法**（rating scale），**標準的賭け法**（standard gamble），**時間損失法**（time trade off）がある．

3.3.1. 評価尺度法

被験者が**視覚アナログ尺度**（visual analogue scale）を用いて，現在の健康状態を 0 から 1 の間にチェックするという方法である **図2-3**．尺度の中央付近にチェックされることが多いという欠点がある．簡便であるものの，妥当性に難がある．

3.3.2. 標準的賭け法

まず，ある不健康な状態について被験者に説明する．次に「確率 p で完全な健康が得られるものの，1−p の確率で死亡する」という仮想的な治療を想定してもらい，その治療を選択するかどうかを質問する．

被験者が不健康な状態を受け入れられると判断すれば，リスクを伴う治療は避けるかもしれない．逆に，受け入れられないと判断すれば，リスクを伴う治療を選択するかもしれない．その判断は p の大きさに依存する．

そこで，確率 p の値を変化させながら，同じ質問を繰り返す．最

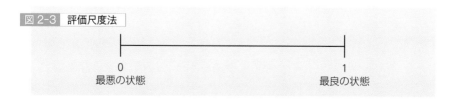

図 2-3　評価尺度法

0
最悪の状態

1
最良の状態

終的に被験者がその治療を選択することとしないことは同程度（どちらかを選択できない）と判断した時点での確率 p をもって，QOL 値とする方法である．

「確率 p で完全な健康が得られるものの，1−p の確率で死亡する」という非現実的な仮定を提示する必要があり，被験者の理解が得られにくいこともある．

以下に標準的賭け法の例を示す．表には，各選択の下での QOL 値も併記している．

〈標準的賭け法の例〉

あなたは，重症の脳卒中の後遺症で寝たきりとなり，意思疎通ができなくなり，食事も自身でとれなくなり胃ろうチューブによる栄養補給を受けている，と仮定してください．その状態から，仮想的な「ある治療」を受けて成功すれば，完全に健康な状態で 20 年生きられます．失敗すればすぐに死亡します．

次ページの 表2-3 をみて，ステップ 0 では②③のどちらか，ステップ 1〜10 では①②③のいずれか 1 つを選択してください．「これで終わり」となるまで回答を続けて下さい．

3.3.3. 時間得失法

ある不健康な状態で X 年生きられるとして，もしもその X 年を完全に健康な状態で生きられる Y 年と交換できると仮定し，その Y 年の数値を問う方法である．Y/X が QOL 値となる．例えば，ある不健康な状態で 10 年生きられるとして，もしもその 10 年を完全に健康な状態で生きられる 1 年と交換したいとすれば，1/10 = 0.1 がある不健康な状態の QOL 値である．下記に時間得失法の例を示す．表には，各選択の下での QOL 値も併記している．

標準的賭け法と同様に，非現実的な仮定に対する被験者の理解が得られにくいこともある．

表 2-3 ■ 標準的賭け法の例

	設問	QOL 値
ステップ 0 あなたは②③のどれを 選択しますか？	① 現在の状態のままで 10 年間生きる ② 完全に健康な状態で 10 年間生きる（→ステップ 1） ③ 自分にとって①も②も同じ（これで終わり）	 1.00
ステップ 1 あなたは①②③のどれを 選択しますか？	① 現在の状態のままで 10 年間生きる（→ステップ 2） ② 今すぐ死ぬ（これで終わり） ③ 自分にとって①も②も同じ（これで終わり）	 <0.00 0.00
ステップ 2 あなたは①②③のどれを 選択しますか？	「ある治療」の成功率が 90%（失敗率が 10%）の場合, ① 現在の状態のままで 10 年間生きる（これで終わり） ② 「ある治療」をうける（→ステップ 3） ③ 自分にとって①も②も同じ（これで終わり）	 0.95 0.90
ステップ 3 あなたは①②③のどれを 選択しますか？	「ある治療」の成功率が 10%（失敗率が 90%）の場合, ① 現在の状態のままで 10 年間生きる（→ステップ 4） ② 「ある治療」をうける（これで終わり） ③ 自分にとって①も②も同じ（これで終わり）	 0.05 0.10
ステップ 4 あなたは①②③のどれを 選択しますか？	「ある治療」の成功率が 80%（失敗率が 20%）の場合, ① 現在の状態のままで 10 年間生きる（これで終わり） ② 「ある治療」をうける（→ステップ 5） ③ 自分にとって①も②も同じ（これで終わり）	 0.85 0.80
ステップ 5 あなたは①②③のどれを 選択しますか？	「ある治療」の成功率が 20%（失敗率が 80%）の場合, ① 現在の状態のままで 10 年間生きる（→ステップ 6） ② 「ある治療」をうける（これで終わり） ③ 自分にとって①も②も同じ（これで終わり）	 0.15 0.20
ステップ 6 あなたは①②③のどれを 選択しますか？	「ある治療」の成功率が 70%（失敗率が 30%）の場合, ① 現在の状態のままで 10 年間生きる（これで終わり） ② 「ある治療」をうける（→ステップ 7） ③ 自分にとって①も②も同じ（これで終わり）	 0.75 0.70
ステップ 7 あなたは①②③のどれを 選択しますか？	「ある治療」の成功率が 30%（失敗率が 70%）の場合, ① 現在の状態のままで 10 年間生きる（→ステップ 8） ② 「ある治療」をうける（これで終わり） ③ 自分にとって①も②も同じ（これで終わり）	 0.25 0.30
ステップ 8 あなたは①②③のどれを 選択しますか？	「ある治療」の成功率が 60%（失敗率が 40%）の場合, ① 現在の状態のままで 10 年間生きる（これで終わり） ② 「ある治療」をうける（→ステップ 9） ③ 自分にとって①も②も同じ（これで終わり）	 0.65 0.60
ステップ 9 あなたは①②③のどれを 選択しますか？	「ある治療」の成功率が 40%（失敗率が 60%）の場合, ① 現在の状態のままで 10 年間生きる（→ステップ 10） ② 「ある治療」をうける（これで終わり） ③ 自分にとって①も②も同じ（これで終わり）	 0.35 0.40
ステップ 10 あなたは①②③のどれを 選択しますか？	「ある治療」の成功率が 50%（失敗率が 50%）の場合, ① 現在の状態のままで 10 年間生きる（これで終わり） ② 「ある治療」をうける（これで終わり） ③ 自分にとって①も②も同じ（これで終わり）	 0.55 0.45 0.50

〈時間得失法の例〉

　あなたは，重症の脳卒中の後遺症で寝たきりとなり，意思疎通ができなくなり，食事も自身でとれなくなり胃ろうチューブによる栄養補給を受けている，と仮定してください．

　表 2-4 をみて，ステップ 0 では②③のどちらか，ステップ 1〜10 では①②③のいずれか 1 つを選択してください．「これで終わり」となるまで回答を続けて下さい（提示されている年数だけ生きた後はすぐに死亡すると仮定します）．

表 2-4　時間得失法の例

	設問	QOL 値
ステップ 0 あなたは②③のどれを選択しますか？	① 現在の状態のままで 10 年間生きる ② 完全に健康な状態で 10 年間生きる（→ステップ 1） ③ 自分にとって①も②も同じ（これで終わり）	1.00
ステップ 1 あなたは①②③のどれを選択しますか？	① 現在の状態のまま 10 年間生きる（→ステップ 2） ② 完全に健康な状態で 1 年間生きる（これで終わり） ③ 自分にとって①も②も同じ（これで終わり）	0.05 0.10
ステップ 2 あなたは①②③のどれを選択しますか？	① 現在の状態のまま 10 年間生きる（これで終わり） ② 完全に健康な状態で 9 年間生きる（→ステップ 3） ③ 自分にとって①も②も同じ（これで終わり）	0.95 0.90
ステップ 3 あなたは①②③のどれを選択しますか？	① 現在の状態のまま 10 年間生きる（→ステップ 4） ② 完全に健康な状態で 2 年間生きる（これで終わり） ③ 自分にとって①も②も同じ（これで終わり）	0.15 0.20
ステップ 4 あなたは①②③のどれを選択しますか？	① 現在の状態のまま 10 年間生きる（これで終わり） ② 完全に健康な状態で 8 年間生きる（→ステップ 5） ③ 自分にとって①も②も同じ（これで終わり）	0.85 0.80
ステップ 5 あなたは①②③のどれを選択しますか？	① 現在の状態のまま 10 年間生きる（→ステップ 6） ② 完全に健康な状態で 3 年間生きる（これで終わり） ③ 自分にとって①も②も同じ（これで終わり）	0.25 0.30
ステップ 6 あなたは①②③のどれを選択しますか？	① 現在の状態のまま 10 年間生きる（これで終わり） ② 完全に健康な状態で 7 年間生きる（→ステップ 7） ③ 自分にとって①も②も同じ（これで終わり）	0.75 0.70
ステップ 7 あなたは①②③のどれを選択しますか？	① 現在の状態のまま 10 年間生きる（→ステップ 8） ② 完全に健康な状態で 4 年間生きる（これで終わり） ③ 自分にとって①も②も同じ（これで終わり）	0.35 0.40
ステップ 8 あなたは①②③のどれを選択しますか？	① 現在の状態のまま 10 年間生きる（これで終わり） ② 完全に健康な状態で 6 年間生きる（→ステップ 9） ③ 自分にとって①も②も同じ（これで終わり）	0.65 0.60
ステップ 9 あなたは①②③のどれを選択しますか？	① 現在の状態のまま 10 年間生きる（これで終わり） ② 完全に健康な状態で 5 年間生きる（これで終わり） ③ 自分にとって①も②も同じ（これで終わり）	0.55 0.45 0.50

3.4. QOL 値の間接測定法

　実際に対象者一人ひとりに，標準的賭け法や時間得失法における非現実的な仮定を説明することは，なかなか骨の折れる作業であり，理解が得られにくいこともある．

　もっと効率的に QOL 値を測定するために，EQ-5D（EuroQol 5 Dimension），SF-6D（Short-Form Six-Dimension），HUI（Health Utilities Index）など，いくつかの間接測定法が開発されている．被験者個人の健康状態について，自記式質問票などを用いて回答してもらい，回答結果と QOL 値との換算表を用いて，間接的に QOL 値を測定する方法である．

　最もよく用いられる間接測定法が EQ-5D である．日本では EQ-5D がデファクト・スタンダードになっているため，本書では主に EQ-5D について詳解する．

3.4.1. EQ-5D とは？

　1987 年に設立された EuroQol グループにより開発された，QOL 値を算定するための包括的な評価尺度である．使用にあたっては EuroQoL グループの許諾を要する．申請は EuroQol グループのホームページ上のフォームから行うことができる[33]．研究を目的とする場合，使用料は無料である．

　EQ-5D は 100 以上の言語に翻訳され，世界中で用いられている．日本語バージョンもある．

3.4.2. EQ-5D-3L と EQ-5D-5L

　自己記入式の質問票であり，「移動の程度」「身の回りの管理」「ふだんの活動（仕事・勉強・余暇など）」「痛み / 不快感」「不安 / ふさぎ込み」に関する 5 つの質問からなる．

---

[33] https://euroqol.org/eq-5d-registration-form/

EQ-5D-3L では「問題はない（1）」「いくらか問題がある（2）」「できない（3）」の三者択一で回答する．例えば，3 つすべての領域が「できない」場合は「33333」となる．

EQ-5D-5L では「問題はない（1）」「少し問題がある（2）」「中程度問題がある（3）」「かなり問題がある（4）」「できない（5）」からの五者択一で回答する．例えば，5 つすべての領域が「できない」場合は「55555」となる．

EQ-5D-3L では $3^5=243$ 通り，EQ-5D-3L では $5^5=3,125$ 通りの回答の組み合わせがある．

EQ-5D-3L では QOL 値の高い範囲で感度が低い「天井効果」を認められるものの，EQ-5D-5L を用いることによりその問題はある程度回避できる．

3.4.3. QOL 値の換算表

EQ-5D の各値は，換算表を用いて QOL 値に換算可能である．

例えば EQ-5D-5L における「11111」の QOL 値は 1.000，「11124」は 0.726，「11314」は 0.680，「34445」は 0.227，「55554」は 0.002 などと換算される．日本語版 EQ-5D-5L スコア換算表に関する詳細な情報は，文献を参照されたい[34]．

3.5. QOL 測定における実務上の留意点

QOL 評価を実際に行う場合は，研究プロトコルに QOL 評価の必要性に関する理由を明記しなければならない．調査を受ける患者だけでなく，調査に協力するスタッフ（特に医師）の理解を得るためである．

QOL の質問票を手渡す人は担当医でないほうがよい．患者は医師に感謝の意思を表そうとすることが多いので，記入内容に影響が及んでしまう．

---

[34] 池田俊也, 他. 日本語版 EQ-5D-5L におけるスコアリング法の開発. 保健医療科学. 2015; 64: 47-55.

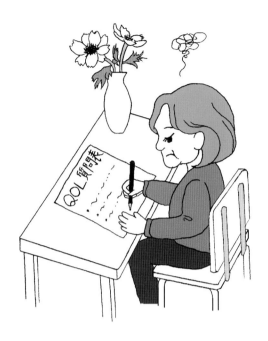

　患者には，医師・看護師がいない場所，なるべく家族もいない場所で質問票に記入してもらう．あくまで患者の感じるところを気楽に書いてもらうためである．回答を誘導するような医療従事者の助言は無用である．

　QOL 質問票は，欠損値（missing data）が生じやすいと言われる．その原因は，患者側・スタッフ側の両方にある[35]．

　患者側の要因として，そもそも元気な患者は，治療が終わるとその後のフォローアップの外来に来なくなり，質問票が提出されない．逆に状態が悪化すると，質問票に答えること自体が困難になる．

　スタッフ側の要因として，医師が調査協力への意欲を欠いており，患者への説明不足や調査票の渡し忘れが生じることがある．QOL 調査のための専属のリサーチ・ナースなどがいれば，患者の調査に対するコンプライアンスも質問票回収率も上がる．

---

[35] Fayers PM, et al. Quality of life: the assessment, analysis and reporting of patient-reported outcomes. 3rd ed. Wiley-Blackwell; 2016.

3.6. QOL 値のデータベース

先行研究で測定されたさまざまな健康状態に対する QOL 値のデータをまとめたデータベースが公開されている.

3.6.1. CEA registry [36]

アメリカのタフツ大学が提供している. 先行研究で測定された QOL 値や, 費用効果分析の論文において使用されている QOL 値などがデータベース化されている.

3.6.2. QOL データベース [37]

新潟医療福祉大学 医療経済・QOL 研究センターが提供している. 日本人の QOL 値に関する先行研究のデータを集積したデータベースである.

3.7. QALYs に対する批判

「QOL 評価は客観性に乏しい」という批判がある. これはまったく的外れである. そもそも QOL 評価は患者の主観を計測するという試みである. 血液検査でもエコーでも CT でも測れない, 患者の主観を測ることに意義がある. 主観をいかに正確に測定するかが重要である.

EQ-5D のような QOL 尺度は, 個別性が非常に大きい患者の QOL を, かなり抽象化して量的変換しているため, 患者の QOL の持つ真の側面の多くを捨象している. QOL 値という 0〜1 の間におさまる単一値で, 患者の生命・生活の質を表現できない, といったような批判もある. これもあまり的を射ていない. そもそも QOL 尺度は, 複数の患者が共通して持っているであろう問題点の最大公約数を

---

[36] http://healtheconomicsdev.tuftsmedicalcenter.org/cear2/search/search.aspx
[37] http://cheqol.com/database/index.php

抽出し，統計解析に耐えられる測定結果を得られる形式に整えられた
ものである．個々の患者が抱えている問題をすべて評価しようと試み
ているわけではない．

　QALYs は生存年と QOL 値を掛け合わせたものである．高齢者は
若年者に比べて，その後の生存年は短く，QOL も低いことが多いた
め，必然的に QALYs は低くなる．それが結果的に，医療資源の配分
上の差別につながるという批判がある．すなわち，QALYs を用いた
医療経済評価は，高齢者や障碍者が不利に扱われるから倫理的ではな
い，とする批判である．

　例えば心臓移植を例にとれば，障碍を持つ重症心不全患者と，障碍
を持たない重症心不全患者を比較した場合，心臓移植によって獲得で
きる QALYs は当然に後者のほうが高い値となる．移植される臓器の
数には限りがあるため，後者が優先となってしまうかもしれない．こ
のように障碍者が，障碍によって差別を受けたうえに，別の治療も後
回しにされるという状況を，double jeopardy（二重苦）という．

　しかしながら，QALYs は一定の手順に則った計算結果に過ぎない
（"A QALY is a QALY."）．QALYs は計算結果に過ぎない，という
のがそもそもの QALYs の考え方である（"A QALY is a QALY is a
QALY."）．QALYs の結果の解釈において，高齢者や障碍者が不利に
扱われることを避けることはできる．医療経済評価の適正なプロセス
は，定量的なアセスメント（assessment, 分析）と，それに基づくア
プレイザル（appraisal, 評価）に分けられる．アプレイザルにおいて
倫理的な点を考慮し，費用対効果は劣っても保険償還を推奨すること
もありうる．

　日本の費用対効果評価におけるアプレイザルは，医療経済・臨床・
医療統計・医療倫理の専門家などで構成された中立的な専門組織に
よって非公開で行われることになっている．評価の観点は大きく 2
つに分けられ，分析が標準的で妥当かどうかの科学的検証と，倫理的・
社会的影響に関する議論がなされる．特に後者についてはルール化が
難しい．

　そもそも医療資源の配分という問題は，明るい話題にはなりえない．万人にとって完全に満足できる選択肢などありえない．なるべく多くの主体にとって受け入れ可能な選択肢を探すためには，せめてその手順は一貫性があり明示的である必要がある．QALYs 測定はその手段の１つに過ぎない．それよりもよい方法があればそちらを採用すればよいのであって，よりよい方法が見出せていない現状においては，その欠点と限界を十分に理解したうえでならば使用してよい．

4 費用の測定

4.1. 費用の分類

　医療経済評価において，費用は直接費用（direct cost）と生産性損失（productivity loss）に分けられる．

　直接費用は，実際に対価を支払ったり受け取ったりする，金銭の移動を伴う費用である．生産性損失は実際の金銭の移動を伴わない．

　生産性損失を間接費用（indirect cost）と表記している論文も見かける．しかし会計学上の直接費用・間接費用と，経済学上の直接費用・生産性損失はまったく異なる概念であり，紛らわしいため，経済学では間接費用という言葉は用いず，生産性損失と称するほうがよい．

4.1.1. 直接費用とは？

　直接費用は医療費（healthcare cost）と非医療費（non-healthcare cost）を含む．

　医療費は，実際に患者が受けた医療サービスにかかる費用である．保険者負担，患者自己負担に区分される．

　非医療費は，医療機関に受診するための移動にかかる費用（travel cost），などが含まれる．

4.1.2. 生産性損失とは？

　生産性損失は，疾患の治療のために仕事を休む，仕事が続けられなくなる，病気により早期に死亡する，などによって失う収入に相当する．就業可能性のある患者の場合，例えば新薬を使用することで治療期間の短縮が期待できるのであれば，社会復帰が早まることで生産性損失が減少すると考えられなくもない．

　生産性損失には，欠勤（absenteeism）による損失と疾病就業（presenteeism）による損失がある．Absenteeism は，疾病に罹患し，受療（通院・入院）のために仕事を休んだりやめることを指す．Presenteeism は，就業しているものの病気のために仕事の能率が下がっている状態を指す．

4.1.3. 生産性損失推計の困難性

　生産性損失の推計は容易ではない．その方法として，人的資本法（human capital method）があげられる．対象集団において就業状況を調査し，疾患によって就業できなかった日数や時間を測定し，損失したであろう収入を推計する，という方法である．賃金のデータには，賃金構造基本統計調査（賃金センサス）の業種別・年代別・性別の平均賃金などを当てはめることもある．なお人的資源法では，退職した高齢者の生産性損失はゼロと計算される．

　Absenteeism や presenteeism を定量化することも容易でない．病気に関連した欠勤を把握するには，アンケート調査などを用いて患者から直接確認することもある．仕事の能率低下に関しては，仕事のパフォーマンスを 10 段階で評価する質問票（health and work performance questionnaire, HPQ），健康上の問題で仕事に困難に感じた時間を作業内容ごとに調査する質問票（work limitations questionnaire, WLQ）が使われることもある．

　当然，正確な計算が不可能に近いことは容易に想像できよう．それゆえに，生産性損失の「計算」ではなく「推計」なのである．

図 2-4 費用の分類と分析の立場

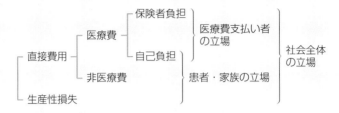

4.2. 分析の立場

医療経済評価における分析の立場には，患者・家族の立場，医療費支払い者の立場，社会全体の立場，がある．立場によって，含まれる費用の範囲は異なる 図 2-4 ．

(ⅰ) 患者・家族の立場 (patient's or family's perspective)

医療費の自己負担，非医療費，生産性損失

(ⅱ) 医療費支払い者の立場 (payer's perspective)

医療費の保険者負担と患者自己負担

(ⅲ) 社会全体の立場 (societal perspective)

医療費の保険者負担と患者自己負担，非医療費，生産性損失

実際の医療経済評価では，患者・家族の立場の分析はほとんどない．医療費支払い者か社会全体のいずれの立場をとるべきかが問題となる．医療費支払い者の立場では非医療費や生産性損失を含めず，社会全体の立場ではそれらを含める．

近年は世界的に，公的医療保険における医薬品や医療機器など特定の医療サービスの保険収載や価格設定に関する意志決定に，費用効果分析を用いられることが多くなっている．その場合は通常，医療費支払い者の立場をとられることが多いため，非医療費を含めない．また，生産性損失も含めないことが多い．

中央社会保険医療協議会（中医協）の「費用対効果評価の分析ガイドライン」では，基本分析において生産性損失は含めず，追加的な分

析には含めてもよいとされている．ただし，「生産性損失を含めることができるかどうかは，疾患の特性等による就業可能性を考慮しなければならない」とされている．

なお，医療費のなかに介護費を含めるかどうかは，国によって扱いが異なる．イギリスでは公的介護費を含めるとされる．中医協のガイドラインでは，基本分析において公的介護費は含めず，追加的な分析には含めてもよいとされている．

4.3. 医療費の算出方法

医療費を算出する方法には，診療報酬点数表や薬価基準を用いる方法と，レセプト・DPC データを用いる方法がある．

4.3.1. 診療報酬点数表や薬価基準から算出する方法

診療報酬点数表から個々の医療サービスの単価のデータが得られる．薬価基準からは個々の薬剤の単価のデータが得られる．

評価対象となる疾患に対して通常実施されるであろう診療行為を列挙し，当該診療行為にかかる診療報酬点数表・薬価基準にある単価と量を積算することにより，医療費を算出することがある．

伝統的に行われてきた手法であるものの，「通常行われるであろう診療行為」の妥当性が検証されず，実臨床が反映されている保証はない．したがってこの方法は推奨されない．やむを得ずこの方法をとる場合には，少なくとも，複数の専門医のコンセンサスを得る必要があるだろう．

4.3.2. レセプト・DPC データを用いる方法

各患者について診療月ごとに入院・外来・調剤レセプトデータが作成される．レセプトデータは実臨床を反映しているので，その利用が推奨される．特に急性期入院患者の費用については，Diagnosis Procedure Combination (DPC) データの利用が強く推奨される．

| 表 2-5 | DPC 主要診断群（Major Diagnostic Category） |

MDC01: 神経系疾患
MDC02: 眼科系疾患
MDC03: 耳鼻咽喉科系疾患
MDC04: 呼吸器系疾患
MDC05: 循環器系疾患
MDC06: 消化器系疾患，肝臓・胆道・膵臓疾患
MDC07: 筋骨格系疾患
MDC08: 皮膚・皮下組織の疾患
MDC09: 乳房の疾患
MDC10: 内分泌・栄養・代謝に関する疾患
MDC11: 腎・尿路系疾患及び男性生殖器系疾患
MDC12: 女性生殖器系疾患及び産褥期疾患・異常妊娠分娩
MDC13: 血液・造血器・免疫臓器の疾患
MDC14: 新生児疾患，先天性奇形
MDC15: 小児疾患
MDC16: 外傷・熱傷・中毒
MDC17: 精神疾患
MDC18: その他

　DPC とは，日本で独自に開発された診断群分類システムである．DPC は診療報酬包括支払システム（DPC/per diem payment system, DPC/PDPS）にも利用されている．DPC では，診断名と手術・処置・副傷病・重症度等で構成される 14 ケタの分類コードによって患者群を分類する．2020 年における分類コードは 4,557 あり，そのうち 3,990 のコードに包括点数が設定されている．

　14 桁の DPC コードの最初の 2 桁は主要診断群（Major Diagnostic Category, MDC）であり，18 群に分類される 表 2-5 ．MDC を含む最初の 6 桁は傷病名に相当する．

　厚生労働省は，DPC を採用する日本全国千数百の病院を対象に，「DPC 導入の影響評価に係る調査」を毎年実施している[38]．その結果

---

[38] 2020 年度「DPC 導入の影響評価に係る調査」実施説明資料.
https://www01.prrism.com/dpc/2020/file/setumei_20200330.pdf

をホームページに公表している[39]. その調査において作成されるDPC
データには, 様式1(患者基本情報), EFファイル(診療行為明細情報),
Dファイル(包括レセプト情報) などが含まれる.

　様式1は, 患者属性や病態等の情報を含む. 具体的には, 入退院
情報, 診断名, 手術名のほか, 身長, 体重, 喫煙指数, がんステージ,
がんのTNM分類, 入院時・退院時Japan Coma Scale, 入院時・
退院時modified Rankin Scale, 脳卒中の発症時期, 急性心筋梗塞
のKillip分類, 肺炎重症度分類 (A-DROP), 狭心症のCCS分類,
心不全のNYHA分類, Hugh-Jones分類, 肝硬変Child-Pugh分類,
急性膵炎の重症度, といった臨床データも含まれる.

　EFファイルは医科点数表に基づく出来高算定の診療報酬明細書情
報であり, 実施された医療サービス (検査, 処置, 投薬, 手術, 麻酔,
リハビリテーション, 放射線治療, など) の履歴が記録されている.

　Dファイルは, 包括評価点数, 医療機関別係数等に関する請求情
報である.

4.3.3. Cost と charge の違い

　Cost とは費用であり, charge とは料金である.

　本来 cost は, 原価計算による費用 (accounted cost) を指す. 原
価計算では, 固定費 (医療従事者などの人件費, など) と変動費 (医
薬品・医療材料などの材料費, 施設・設備の減価償却費, など) など,
実際に消費された費用を積算したうえで, 疾患別医療費や患者別医療
費が計算される.

　一方, 診療報酬点数表や薬価基準は, 料金表である. レセプトにお
ける患者ごとの医療費償還額は, 料金表に基づいて積算したものであ
る. したがってこれらは, 厳密にいえば charge であって cost では
ない.

　しかし, 医療経済評価における医療費の計算において, accounted

---

[39] 厚生労働省. DPC導入の影響評価に関する調査: 集計結果.
　 https://www.mhlw.go.jp/stf/seisakunitsuite/bunya/0000049343.html

cost のデータは使われない．なぜなら，accounted cost のデータを多施設から収集することはほぼ困難であるからだ．そこで代用として，診療報酬点数表やレセプトなどの charge のデータを用いてもよいとされている．

　個々の医療サービス別にみれば，cost と charge は厳密には一致しない．しかし，国民医療費のレベルで考えれば，cost の総額と charge の総額はほぼ等しいはずである．日本の診療報酬制度は原則として出来高払いシステムを採用しているので，レセプトの償還額は charge の反映であるものの，estimated cost（費用の推計）と考えてよい．

　なお，DPC に基づく 1 日あたり包括支払いによる charge は，cost とかけ離れている．そのため，出来高払いに換算した償還額のデータを用いなければならない．

4.3.4. 非関連医療費

　注意しなければならない点として，非関連医療費を除外しなければならないことがあげられる．非関連医療費とは，評価対象となる疾患とは直接関係しない医療費である．

　患者が複数の疾患を持つ場合，医療費の総額を個々の疾患にかかる医療費に分割できるわけではない．例えば，糖尿病の傷病名のあるレセプトデータから糖尿病にかかる医療費を推計しようにも，レセプトには糖尿病以外の傷病による医療費（非関連医療費）が含まれており，個々の患者レベルでは厳密に分離できない．

　このような場合，多数の患者のレセプトを集め，回帰分析などの統計学的手法を用いて，他の条件が同じ場合の，糖尿病単独による追加的医療費を推計するといった工夫が必要となる[40]．

---

[40] 福田治久. 医療経済評価における費用の評価方法. Progress in Medicine. 2019; 39: 141-5.

4.4. 費用の割引

　　将来の利益や損失は，現在の価値に割り引いて考える必要がある．これを時間選好（time preference）という．例えば，「今すぐ手に入る 10,000 円」と「1 年後に手に入る 10,000 円」は，同じ 10,000 円であっても価値は異なる．

　　費用対効果評価においては，時間選好の考え方に則り，将来にかかる費用もアウトカムもともに割引現在価値に換算する．中央社会保険医療協議会（中医協）の「費用対効果評価の分析ガイドライン」では，費用・アウトカムともに割引率を年率 2% とすることを推奨している．

〈例〉割引率 2% の場合

　　1 年目の 100 万円の価値＝ 100 万円

　　2 年目の 100 万円の価値＝ 100/1.02（＝98.0）万円

　　3 年目の 100 万円の価値＝ $100/1.02^2$（＝96.1）万円

　　n 年目の 100 万円の価値＝ $100/1.02^{n-1}$ 万円

⑤ 費用と効果の比較

5.1. 費用効果比

　　費用効果分析では，費用は金銭（円），効果は死亡の回避や生存年数や QALYs などである．両者の単位が異なるため，比を計算して，効果 1 単位あたりの費用を計算する．これを費用効果比（cost-effectiveness ratio, CER）という．

　　　費用効果比＝費用 / 効果

【問】 薬 X, Y, Z の費用効果比（CER）を求めよ.

　　効果　薬 X: 100 人中 20 人生存，薬 Y: 100 人中 25 人生存，
　　　　　薬 Z: 100 人中 50 人生存

　　費用　薬 X: 1 人あたり 10 万円，薬 Y: 1 人あたり 25 万円，
　　　　　薬 Z: 1 人あたり 5,000 万円

〈答〉

　　薬 X の CER ＝（10 万円 × 100）/20 ＝ 50 万円 /1 人生存
　　薬 Y の CER ＝（25 万円 × 100）/25 ＝ 100 万円 /1 人生存
　　薬 Z の CER ＝（5,000 万円 × 100）/50 ＝ 1 億円 /1 人生存

5.2. 増分費用効果比（ICER）

5.2.1. 増分費用効果比の定義

　既存の治療より，新しい治療のほうが費用はかかるものの，より高い効果が期待できるとする. このような場合，両者の費用の差を効果の差で割って**増分費用効果比**（incremental cost-effectiveness ratio, ICER）を計算する.

　　　ICER ＝増分費用 / 増分効果

　新しい治療の付加価値に対していくら払うかを考慮する場合に，この増分費用効果比を用いる. なお "ICER" は「アイサー」と読まれることが多い.

【問】 薬 X →薬 Y，薬 X →薬 Z の増分費用効果比（ICER）を求めよ.

　　効果　薬 X: 100 人中 20 人生存，薬 Y: 100 人中 25 人生存，
　　　　　薬 Z: 100 人中 50 人生存

　　費用　薬 X: 1 人あたり 10 万円，薬 Y: 1 人あたり 25 万円，
　　　　　薬 Z: 1 人あたり 5,000 万円

〈答〉

　　　薬 X →薬 Y の ICER＝（25 万－10 万）×100/（25－20）＝
　　　　300 万円 /1 人生存
　　　薬 X →薬 Y の CER ＝（5,000 万－10 万）×100/（50－20）＝
　　　　16,633 万円 /1 人生存

　ICER の数値が低い場合は「費用対効果に優れる」，ICER の数値が
高い場合は「費用対効果に劣る」，と表現する．
　「費用対効果が低い」「費用対効果が高い」という表現は誤解を生む
ので，用いないようにしよう．

5.2.2. 絶対的劣位と絶対的優位

　薬 A →薬 B の ICER について図解しよう ▐図 2-5▐ ．原点を O とし，
横軸に効果，縦軸に費用をとり，薬 A，薬 B をプロットする．
　OA の傾き＝薬 A の CER，OB の傾き＝薬 B の CER
　AB の傾き＝薬 A →薬 B の ICER
　基準となる薬 A に比較して，新しい薬 B は費用が高く効果が低い
場合，薬 B は薬 A に比べ絶対的劣位（dominated）という ▐図 2-6▐ ．

▐図 2-5▐ 薬 A →薬 B の ICER

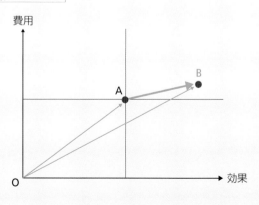

このような場合，ICER はマイナスの値となり，ICER を計算する意味はない．薬 A に代わりに薬 B を採用する理由はない．

　基準となる薬 A に比較して，新しい薬 B は費用が低く効果が高い場合，薬 B は薬 A に比べ**絶対的優位（dominant）**という 図2-7 ．このような場合も，ICER はマイナスの値となり，ICER を計算する意味はない．薬 A を継続する理由はなく，薬 B に代替される．

図2-6 絶対的劣位（dominated）

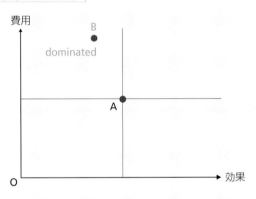

図2-7 絶対的優位（dominant）

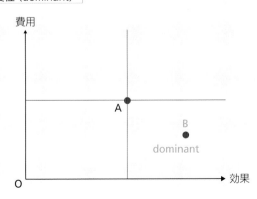

5.3. 費用効果分析の実際

　個別の医療サービスについて，公的医療保険への収載の可否や償還価格の調整にかかる意志決定のために行われる費用効果分析では，効果指標として QALYs を用いることが多い．

　QALYs を用いた費用効果分析を実際に用いた方法は，(i) 臨床試験と同時に行う方法，(ii) シミュレーション・モデルを用いる方法，の 2 つに大別される．

5.3.1. 臨床試験と同時に行う方法

　臨床試験において，効果指標の 1 つとして QALYs を測定するとともに，費用のデータも同時に収集して分析するものである．臨床試験の Piggyback study と称される．結果の内的妥当性は高く，分析の透明性においても利点がある．しかし，臨床試験なので分析期間は短期であり，長くてもせいぜい数年である．

5.3.2. シミュレーション・モデルを用いる方法

　判断樹モデルやマルコフモデルなどの数理モデルを用いる方法である（詳細は次章で解説する）．

　モデルを用いた机上の分析であり，仮想的なコホートを用いた生涯にわたる長期追跡も可能である．モデルに投入するデータは文献などから引用する．結果の妥当性の評価には特に注意が必要となる．

5.4. ICER の閾値

　イギリスの NICE では，費用対効果の優劣の目安として，2 万〜3 万ポンド/QALY の閾値を設定している．しかしこれはあくまで目安であって，疾患の重症度や社会的インパクトも考慮して，幅広い閾値をとることもある．

　例えば，NICE は終末期患者の延命治療に関する特例を設けている．

余命が 24 カ月以内であり，既存治療と比較して明確な延命効果（通常は 3 カ月以上）が認められ，適応となる患者数が少ないという 3 条件を満たす場合，ICER の閾値を 3 万～5 万ポンド /QALY まで引き上げることがある．

　アメリカでの閾値は 5 万～15 万ドル /QALY とされる．日本では 500 万円～600 万円 /QALY と言われている[41]．

5.5. Cost-effective と cost-saving の違い

5.5.1. Cost-effective, cost-ineffective, cost-saving

　Cost-effective である医療サービスとは，それを導入することにより医療費は増加するものの，それに見合う健康アウトカムの改善があるものをいう．ほとんどの医療サービスはこれに当たる．

　Cost-ineffective である医療サービスとは，それを導入することにより医療費は増加し，なおかつ健康アウトカムの改善がない，またはむしろ有害であるものをいう．Cost-ineffective である医療サービスがどの程度あるかどうかは不明である．しかし cost-ineffective であることが判明した場合，その医療サービスは利用されなくなる．

　これらに対して，cost-saving である医療サービスとは，それを導入することにより健康アウトカムを改善し，なおかつ医療費も減少させるというものである．当該医療サービスを受けることにより，合併症や将来の疾病罹患を予防することができ，それらにかかる医療費を回避できる結果，総医療費を削減できるというものである．実際のところ，cost-saving である医療サービスはあまり存在しない．

5.5.2. 予防医療は cost-saving ではない

　つい最近まで日本では，疾病予防対策が cost-saving であると言われ続けてきた．生活習慣病などの慢性疾患に対する予防対策によっ

41 Shiroiwa T, et al. WTP for a QALY and health states: more money for severer health states? Cost Eff Resour Alloc. 2013; 11: 22.

て，将来の重篤な疾患への罹患を回避できれば，それにかかる医療費
を削減できるから，cost-saving であるという理屈である．しかし，
これまでの国内外の医療経済研究によって，予防医療が cost-saving
であるという仮説はほぼ否定されている．慢性疾患の予防対策は重要
な投資であるものの，それによる医療費削減を当てにはできない[42]．

　Cost-saving である予防医療の数少ない例の1つに，コンドーム
使用による HIV 感染予防があげられる．当該予防対策にかかる費用
は比較的安価であり，なおかつ HIV にかかった場合に生涯にかかる
治療費がかからずにすむので，総医療費を削減しうるだろう．

　しかし，その他の多くの疾病予防対策は，cost-saving ではない．

　新型コロナウイルスに対するワクチン接種が奏効すれば，新型コロ
ナウイルスの罹患やそれによる死亡を減らすことができるだろう．新
型コロナウイルスによる肺炎などの治療にかかる医療費や生産性損失
は削減できるに違いない．しかし，全国民に対するワクチン接種にか
かる費用のほうが，肺炎治療費等の削減分をはるかに上回ることは明
らかである．つまり新型コロナウイルスのワクチンは cost-effective
である可能性はあるものの，cost-saving ではありえない．

　禁煙対策は絶対に必要であり，禁煙対策によって人々の健康寿命が
延伸することは紛れもない事実である．しかし，禁煙対策を推進すれ
ば，たばこ関連疾患を予防でき，それらにかかる医療費を削減できる
から，禁煙対策は cost-saving である，と考えるのはまったくの誤
りである．

　禁煙対策によって，短期的には医療費は減少するものの，長期的に
は医療費は増加する[43]．40〜60 歳代では喫煙グループのほうが非喫
煙グループよりも医療費は少し高くなるものの，70 歳を過ぎるとそ
れは逆転し，非喫煙グループの医療費が高くなり，生涯医療費の総額

---

[42] Russell LB. Preventing Chronic disease: an important investment, but don't count on cost savings. Health Affairs. 2009; 28: 42-5.

[43] Barendregt JJ, et al. The health care costs of smoking. N Engl J Med. 1997; 337: 1052-7.

は非喫煙グループのほうがむしろ高くなる.

　喫煙グループは非喫煙グループよりも早く,がん・心筋梗塞・脳卒中などに罹患し,早期に死亡する.非喫煙グループは長生きして,加齢を主な要因として,がん・心筋梗塞・脳卒中などに罹患し,いずれは死亡する.つまり禁煙対策は医療費がかかるタイミングを先送りしているだけであって,生涯医療費は同等かむしろ高くなる.

　つまり,禁煙対策は cost-effective である可能性はあるものの,cost-saving ではありえない.まったく同じことは,がん検診にもメタボ検診にも言えることである.

　もちろん,「医療費を削減できないから,禁煙対策・がん検診・メタボ検診は推奨されない」という本末転倒の議論はありえない.そもそも予防は医療費を削減するためにやっているのではない[44].お金をかけて健康寿命の延伸を図っている,つまり国民の健康に対する投資であると考えるべきである.

---

[44] Woolf SH. A closer look at the economic argument for disease prevention. JAMA. 2009; 301: 536-38.

3 章

モデルを用いた
費用効果分析

❶ なぜモデルを用いるか？

　臨床試験で，対象者の死亡まで何十年にもわたって追跡し，各患者のQALYsを測定することはほぼ不可能である．臨床試験と並行して各患者の費用データを収集することも困難なことが多い．

　そこで，手元にあるデータ（文献から引用したデータ，短期・長期の観察データ，など）を利用し，患者が治療選択を行った後に発生しうるイベントや転帰のシナリオを可能な限り多く想定した，シミュレーション・モデルを作ることがある．

　モデルを用いた費用効果分析には，判断樹モデルとマルコフモデルなどがある．各イベントや転帰が起こる確率，各シナリオにおけるQALYsや費用について，文献や実証研究から得たデータをモデルに挿入し，ICERを割り出すことができる．

　モデルを用いた費用効果分析では，モデルの妥当性が問題となる．モデルの仮定，使用したパラメーターとその引用元について，明確に記述しなければならない．

　特に効果に関するデータは，エビデンス・レベルの高いデータを使用すべきである．メタアナリシスのデータがあればそれがベストである．QOL値は，国内のデータを用いることが原則である．しかしそれが得られない場合は，海外データを援用してもよいとされている．

　医療費は必ず国内データに基づかなければならない．なぜならば，国によって医療制度も医療サービスの価格も大きく異なるからである．

❷ 判断樹モデル

2.1. 判断樹モデルとは？

　判断樹（decision tree）モデルは，費用効果分析モデルにおける最も基本的な手法である．選択可能ないくつかの代替案において，各案のアウトカムの期待値を算出し，期待値が最大となる案を選び出すと

いう手法である.

2.2. 判断樹モデルの手順

以下の手順に沿って行われる.

2.2.1. 代替案の設定

最初に治療法の選択肢を提示する. この選択は決定点（decision node）とよばれ，□で示される. 図3-1 では，治療法Aと治療法Bのどちらかを選択する.

2.2.2. 問題の構造化

各治療法の選択の結果として起こりうるイベント発生の確率を記述する. 図3-1 では，決定点から右側に枝が延び，確率点（chance node）に至る. 確率点は○で示される.

確率点から右側に伸びる枝には，各イベントとその確率が示される. 確率は，先行研究から得られるデータ（発生率や死亡率など）を用いる.

終止点（terminal node）は◁で示される. 各選択肢における費用とアウトカムを記述する. これをペイオフ値という. 決定点に始まり

図 3-1　判断樹モデルの例

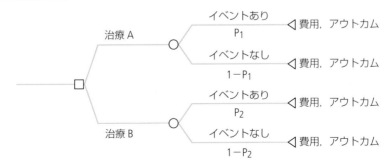

確率点を通って終始点に至るそれぞれの道筋をシナリオという.

2.2.3. 期待値の算出

各確率点におけるアウトカムに確率を乗じ，それらの和を算出する．ペイオフ値を，確率点における期待値で加重平均する．各シナリオにおけるペイオフ値の期待値を比較し，最大期待値となる代替案を同定する．

〈例〉

ある流行性のウイルス感染症について，曝露率を P_1 とする．

ワクチン接種ありの場合にウイルスに曝露された場合の罹患率を P_2，ワクチン接種なしの場合にウイルスに曝露された場合の罹患率を P_3 とする．ワクチン接種の費用を C とする．

先行文献等の情報から，$P_1=20\%$, $P_2=5\%$, $P_3=30\%$, $C=10,000$ 円というデータを得たとする．

判断樹を描くと 図3-2 のようになる．

図 3-2　ワクチン接種の判断樹モデル

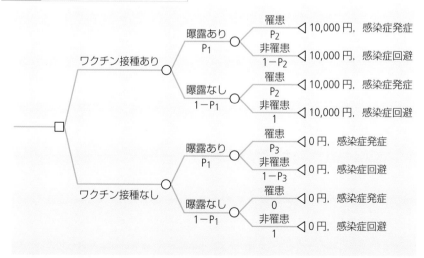

各シナリオの期待値は以下のようになる

ワクチン接種あり−曝露−罹患	$P_1 \times P_2 = 0.01$
ワクチン接種あり−曝露−非罹患	$P_1 \times (1-P_2) = 0.19$
ワクチン接種あり−非曝露−罹患	$(1-P_1) \times 0 = 0$
ワクチン接種あり−非曝露−非罹患	$(1-P_1) \times 1 = 0.8$
ワクチン接種なし−曝露−罹患	$P_1 \times P_3 = 0.06$
ワクチン接種なし−曝露−非罹患	$P_1 \times (1-P_3) = 0.14$
ワクチン接種なし−非曝露−罹患	$(1-P_1) \times 0 = 0$
ワクチン接種なし−非曝露−非罹患	$(1-P_1) \times 1 = 0.8$

ワクチン接種ありとなしの罹患率の差は $0.06 - 0.01 = 0.05$ となる. ICER $= 10,000$ 円 $\div 0.05 = 2,000,000$ 円／ウイルス感染症 1 人回避となる.

　判断樹モデルは, 比較的短期間であり, 想定されるシナリオが少ないケースをモデル化するには便利である. しかし, 多くの意志決定が含まれ複雑な治療経過をたどるようなケースや, 観察期間が長期にわたる場合には, 次項のマルコフモデルのほうが適当である. 判断樹モデルは急性疾患の分析によく用いられ, マルコフモデルは慢性疾患の分析に用いられることが多い. 言い換えれば, 短期的にアウトカムが決まる介入に対する評価であれば判断樹モデル, 長期的に病態が変化する介入に対する評価であればマルコフモデル, と言える.

③ マルコフモデル

3.1. マルコフモデルとは？

　マルコフモデル（Markov model）は, 起こりうる健康状態をいくつか設定し, それぞれの状態間での一定期間ごとの移行確率（transition probability）を与え, 時間経過とともに変化する状態を考慮するモデルである.

図 3-3　マルコフモデルの例

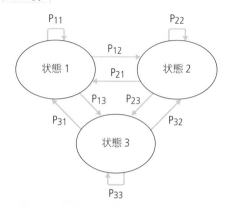

　　図 3-3 では，状態 1，状態 2，状態 3 の 3 つを想定している．状態 i から状態 j への移行確率は P_{ij} と記される．

　　以下の等式が成立する

$$P_{11}+P_{12}+P_{13}=1$$
$$P_{21}+P_{22}+P_{23}=1$$
$$P_{31}+P_{32}+P_{33}=1$$

　　移行確率は 1 年単位や 1 カ月単位など，一定期間で与えられる．その期間の繰り返しをマルコフサイクルという．どのサイクルにおいても，一定の移行確率に従って状態遷移を繰り返す．このような性質をマルコフ特性という．マルコフ特性を満たさない場合にマルコフモデルを適用すると，モデルの妥当性を欠くことになる．

　　マルコフモデルを作成する際は，専門の臨床家と協議し，想定可能な健康状態を設定する．状態間の移行確率，それぞれの状態における QOL 値・費用などについてのデータ収集のうえ，分析を行う．

3.2. マルコフモデルの実践

　具体例に沿って，マルコフモデルを実践してみよう．なお，モデルが単純な場合，マルコフモデルは Microsoft Excel などの表計算ソフトのスプレッドシートを用いて実施可能である．

〈例〉

　進行胃がんに対する根治手術後の補助化学療法として，既存の抗がん剤 A に対する新しい抗がん剤 B の ICER を求める．

　分析に必要な情報は以下である．

　抗がん剤 A 群では 1 年間に 10％の患者が転移再発する．ランダム化比較試験の結果から，抗がん剤 A に対する抗がん剤 B の再発のリスク比は 0.8［95％ 信頼区間 0.75〜0.85］である．

　抗がん剤 A 群・B 群ともに，再発後は 1 年間に 40％の患者が死亡する．抗がん剤 A 群・B 群ともに，1 年間に 2％の患者が胃がん再発以外の傷病で死亡する．

　QOL 値は，無再発生存が 0.9，転移は 0.6，死亡は 0 とする．

　抗がん剤 A は 20 万円，抗がん剤 B は 300 万円，手術後に 1 回だけ使用する．再発時にかかる治療費用は年間平均 100 万円である．単純化のため，その他の費用は考慮しないこととする．

　割引率は 2％ とする．

3.2.1. 移行確率の計算

　図 3-4 では，状態 1 が「無再発生存」，状態 2 が「再発」，状態 3 が「死亡」である．P_{21}, P_{31}, P_{32} はいずれも 0 であるため，矢印は省略している．P_{33} は 1 である．

　上記の情報から，抗がん剤 A の P_{12}＝0.10, 抗がん剤 B の P_{12}＝0.08 となる．

　抗がん剤 A・B ともに，P_{13}＝0.02, P_{23}＝0.40 である．

図 3-4　マルコフモデル: 進行胃がん手術後補助化学療法の ICER

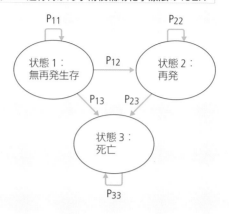

データを埋めると以下のようになる.

			抗がん剤 A			抗がん剤 B		
P_{11}	P_{12}	P_{13}		0.10	0.02		0.08	0.02
P_{21}	P_{22}	P_{23}	0.00		0.40	0.00		0.40
P_{31}	P_{32}	P_{33}	0.00	0.00	1.00	0.00	0.00	1.00

空欄部分を埋めるために, 以下の式を用いる

$$P_{11}+P_{12}+P_{13}=1$$
$$P_{21}+P_{22}+P_{23}=1$$

すなわち, 抗がん剤 A の $P_{11}=1-0.10-0.02=0.88$, 抗がん剤 B の $P_{11}=1-0.08-0.02=0.90$, 抗がん剤 A・B ともに $P_{22}=1-0.00-0.40=0.60$ となる.

			抗がん剤 A			抗がん剤 B		
P_{11}	P_{12}	P_{13}	**0.88**	0.10	0.02	**0.90**	0.08	0.02
P_{21}	P_{22}	P_{23}	0.00	**0.60**	0.40	0.00	**0.60**	0.40
P_{31}	P_{32}	P_{33}	0.00	0.00	1.00	0.00	0.00	1.00

状態 i (i=1, 2, 3), k 年後 (k=0, 1, 2,…, 9) の人数を N_{ik} とする. 抗がん剤 A, B それぞれについて N_{ik} は以下の表のように計算できる.

抗がん剤 A

ベースライン	無再発生存	転移	死亡
	N_{10}	N_{20}	N_{30}
1年後	$N_{11}=N_{10}*0.88$	$N_{21}=N_{10}*0.10+N_{20}*0.60$	$N_{31}=N_{10}*0.02+N_{20}*0.40+N_{30}*1.00$
2年後	$N_{12}=N_{11}*0.88$	$N_{22}=N_{11}*0.10+N_{21}*0.60$	$N_{32}=N_{11}*0.02+N_{21}*0.40+N_{31}*1.00$
3年後	$N_{13}=N_{12}*0.88$	$N_{23}=N_{12}*0.10+N_{22}*0.60$	$N_{33}=N_{12}*0.02+N_{22}*0.40+N_{32}*1.00$
4年後	$N_{14}=N_{13}*0.88$	$N_{24}=N_{13}*0.10+N_{23}*0.60$	$N_{34}=N_{13}*0.02+N_{23}*0.40+N_{33}*1.00$
5年後	$N_{15}=N_{14}*0.88$	$N_{25}=N_{14}*0.10+N_{24}*0.60$	$N_{35}=N_{14}*0.02+N_{24}*0.40+N_{34}*1.00$
6年後	$N_{16}=N_{15}*0.88$	$N_{26}=N_{15}*0.10+N_{25}*0.60$	$N_{36}=N_{15}*0.02+N_{25}*0.40+N_{35}*1.00$
7年後	$N_{17}=N_{16}*0.88$	$N_{27}=N_{16}*0.10+N_{26}*0.60$	$N_{37}=N_{16}*0.02+N_{26}*0.40+N_{36}*1.00$
8年後	$N_{18}=N_{17}*0.88$	$N_{28}=N_{17}*0.10+N_{27}*0.60$	$N_{38}=N_{17}*0.02+N_{27}*0.40+N_{37}*1.00$
9年後	$N_{19}=N_{18}*0.88$	$N_{29}=N_{18}*0.10+N_{28}*0.60$	$N_{39}=N_{18}*0.02+N_{28}*0.40+N_{38}*1.00$

抗がん剤 B

ベースライン	無再発生存	転移	死亡
	N_{10}	N_{20}	N_{30}
1年後	$N_{11}=N_{10}*0.90$	$N_{21}=N_{10}*0.08+N_{20}*0.60$	$N_{31}=N_{10}*0.02+N_{20}*0.40+N_{30}*1.00$
2年後	$N_{12}=N_{11}*0.90$	$N_{22}=N_{11}*0.08+N_{21}*0.60$	$N_{32}=N_{11}*0.02+N_{21}*0.40+N_{31}*1.00$
3年後	$N_{13}=N_{12}*0.90$	$N_{23}=N_{12}*0.08+N_{22}*0.60$	$N_{33}=N_{12}*0.02+N_{22}*0.40+N_{32}*1.00$
4年後	$N_{14}=N_{13}*0.90$	$N_{24}=N_{13}*0.08+N_{23}*0.60$	$N_{34}=N_{13}*0.02+N_{23}*0.40+N_{33}*1.00$
5年後	$N_{15}=N_{14}*0.90$	$N_{25}=N_{14}*0.08+N_{24}*0.60$	$N_{35}=N_{14}*0.02+N_{24}*0.40+N_{34}*1.00$
6年後	$N_{16}=N_{15}*0.90$	$N_{26}=N_{15}*0.08+N_{25}*0.60$	$N_{36}=N_{15}*0.02+N_{25}*0.40+N_{35}*1.00$
7年後	$N_{17}=N_{16}*0.90$	$N_{27}=N_{16}*0.08+N_{26}*0.60$	$N_{37}=N_{16}*0.02+N_{26}*0.40+N_{36}*1.00$
8年後	$N_{18}=N_{17}*0.90$	$N_{28}=N_{17}*0.08+N_{27}*0.60$	$N_{38}=N_{17}*0.02+N_{27}*0.40+N_{37}*1.00$
9年後	$N_{19}=N_{18}*0.90$	$N_{29}=N_{18}*0.08+N_{28}*0.60$	$N_{39}=N_{18}*0.02+N_{28}*0.40+N_{38}*1.00$

　　ここで，抗がん剤 A 群・B 群それぞれ 10,000 人の仮想的なコホート集団を想定する．上の表に $N_{10}=10,000$, $N_{20}=0$, $N_{30}=0$ を代入し，各セルの人数を計算してみよう．

各状態にいる人数の推移

	抗がん剤 A			抗がん剤 B		
	無再発生存	転移	死亡	無再発生存	転移	死亡
ベースライン	10,000	0	0	10,000	0	0
1年後	8,800	1,000	200	9,000	800	200
2年後	7,744	1,480	776	8,100	1,200	700
3年後	6,815	1,662	1523	7,290	1,368	1,342
4年後	5,997	1,679	2324	6,561	1,404	2,035
5年後	5,277	1,607	3116	5,905	1,367	2,728
6年後	4,644	1,492	3864	5,314	1,293	3,393
7年後	4,087	1,360	4554	4,783	1,201	4,016
8年後	3,596	1,224	5179	4,305	1,103	4,592
9年後	3165	1,094	5741	3,874	1,006	5,120

3.2.2. 割引率の計算

k 年後の割引率を d_k とすると，$d_k = 1/1.02^k$（$k = 0, 1, 2, \cdots, 9$）となる．

	割引率
ベースライン	$d_0 = 1$
1年後	$d_1 = 1/1.02 = 0.9804$
2年後	$d_2 = 1/1.02^2 = 0.9612$
3年後	$d_3 = 1/1.02^3 = 0.9423$
4年後	$d_4 = 1/1.02^4 = 0.9238$
5年後	$d_5 = 1/1.02^5 = 0.9057$
6年後	$d_6 = 1/1.02^6 = 0.8880$
7年後	$d_7 = 1/1.02^7 = 0.8706$
8年後	$d_8 = 1/1.02^8 = 0.8535$
9年後	$d_9 = 1/1.02^9 = 0.8368$

3.2.3. QALYs の計算

QOL 値は，無再発生存が 0.9，転移は 0.6，死亡は 0 である．そこで以下の表に沿って，各年，各状態の QALYs を計算する．

QALYs にも割引率を適用する．

QALYs の年次推移

	無再発生存	転移	死亡
ベースライン	$N_{10}*0.9*d_0$	$N_{20}*0.6*d_0$	$N_{30}*0*d_0$
1 年後	$N_{11}*0.9*d_1$	$N_{21}*0.6*d_1$	$N_{31}*0*d_1$
2 年後	$N_{12}*0.9*d_2$	$N_{22}*0.6*d_2$	$N_{32}*0*d_2$
3 年後	$N_{13}*0.9*d_3$	$N_{23}*0.6*d_3$	$N_{33}*0*d_3$
4 年後	$N_{14}*0.9*d_4$	$N_{24}*0.6*d_4$	$N_{34}*0*d_4$
5 年後	$N_{15}*0.9*d_5$	$N_{25}*0.6*d_5$	$N_{35}*0*d_5$
6 年後	$N_{16}*0.9*d_6$	$N_{26}*0.6*d_6$	$N_{36}*0*d_6$
7 年後	$N_{17}*0.9*d_7$	$N_{27}*0.6*d_7$	$N_{37}*0*d_7$
8 年後	$N_{18}*0.9*d_8$	$N_{28}*0.6*d_8$	$N_{38}*0*d_8$
9 年後	$N_{19}*0.9*d_9$	$N_{29}*0.6*d_9$	$N_{39}*0*d_9$

計算結果は以下の表のようになる.

	抗がん剤 A			抗がん剤 B		
	無再発生存	転移	死亡	無再発生存	転移	死亡
ベースライン	9,000	0	0	9,000	0	0
1 年後	7,765	588	0	7,941	471	0
2 年後	6,699	854	0	7,007	692	0
3 年後	5,779	940	0	6,183	773	0
4 年後	4,986	931	0	5,455	778	0
5 年後	4,302	873	0	4,813	743	0
6 年後	3,711	795	0	4,247	689	0
7 年後	3,202	710	0	3,747	627	0
8 年後	2,763	627	0	3,307	565	0
9 年後	2,383	549	0	2,918	505	0

　3 状態 10 年間の QALY の総計を求めるには, 30 個のセルの値をすべて合計すればよい.

抗がん剤 A

　無再発生存の QALY の総計
　　＝9,000+7,765+6,699+5,779+4,986+4,302+3,711
　　+3,202+2,763+2,383＝50,590 QALYs

転移の QALY の総計

=0+588+854+940+931+873+795+710+627+549

=6,867 QALYs

死亡の QALY の総計＝0

抗がん剤 A を使用した場合の QALY の合計

=50,590+6,867+0=57,457 QALYs

同様に，抗がん剤 B を使用した場合の QALY の合計は 60,462 QALYs と計算できる．

3.2.4. 費用の計算

ベースラインでかかる費用を C_0 とする．以下の表に沿って，各年，各状態の費用を計算する．

費用の推移

	無再発生存	転移	死亡
ベースライン	C_0	0	0
1 年後	0	$100*N_{21}*d_1$	0
2 年後	0	$100*N_{22}*d_2$	0
3 年後	0	$100*N_{23}*d_3$	0
4 年後	0	$100*N_{24}*d_4$	0
5 年後	0	$100*N_{25}*d_5$	0
6 年後	0	$100*N_{26}*d_6$	0
7 年後	0	$100*N_{27}*d_7$	0
8 年後	0	$100*N_{28}*d_8$	0
9 年後	0	$100*N_{29}*d_9$	0

C_0 は，抗がん剤 A では 20 万円 / 人× 1 万人＝200,000 万円，抗がん剤 B では 300 万円 / 人× 1 万人＝3,000,000 万円となる

計算結果は以下のとおりである．

	抗がん剤 A			抗がん剤 B		
	無再発生存	転移	死亡	無再発生存	転移	死亡
ベースライン	200,000	0	0	3,000,000	0	0
1 年後	0	98,039	0	0	78,431	0
2 年後	0	142,253	0	0	115,340	0
3 年後	0	156,652	0	0	128,910	0
4 年後	0	155,106	0	0	129,708	0
5 年後	0	145,555	0	0	123,839	0
6 年後	0	132,482	0	0	114,793	0
7 年後	0	118,359	0	0	104,538	0
8 年後	0	104,503	0	0	94,150	0
9 年後	0	91,565	0	0	84,198	0

3 状態 10 年間の費用の総計を求めるには，30 個のセルの値をすべて合計すればよい．

抗がん剤 A

無再発生存の費用の総計＝200,000 万円

転移の費用の総計

$$=0+98,039+142,253+156,652+155,106+145,555$$
$$+132,482+118,359+104,503+91,565$$
$$=1,144,514 \text{ 万円}$$

死亡の費用の総計＝0

抗がん剤 A を使用した場合の費用の合計

$$=200,000+1,144,514+0=1,344,514 \text{ 万円}$$

同様に，抗がん剤 B を使用した場合の費用の合計は 3,973,908 QALYs と計算できる．

3.2.5. ICER の計算

以上より，ICER は以下のように計算される．

抗がん剤 A の QALY 総計＝57,457 (QALYs)

抗がん剤 A の費用総額＝1,344,514（万円）

抗がん剤 B の QALY 総計＝60,462（QALYs）

抗がん剤 B の費用総額＝3,973,908（万円）

ICER＝費用の増分／QALY の増分

$$= (3,973,908 - 1,344,514) / (60,462 - 57,457)$$

$$= 875 万円/QALYs$$

　以上のような表計算の経過をたどることにより，マルコフモデルで行われている計算の過程を理解できる．実は非常に単純な計算であることを，実感いただけたであろう．

❹ 感度分析

　モデルを使った費用効果分析の結果は，設定するパラメーターの値に大きく依存する．パラメーターの値を変化させて何回でも計算をやり直すことができる．各パラメーターが不確実性（uncertainty）を伴い，一意に定まらない場合，それらの一定の幅で変動させて計算し，結果に与える影響を分析することを，感度分析（sensitivity analysis）という．

　感度分析の種類には，決定論的感度分析（deterministic sensitivity analysis）と確率的感度分析（probabilistic sensitivity analysis）がある．

4.1. 決定論的感度分析

　事前に設定された範囲で個々のパラメーターを変化させる感度分析である．

　1 つのパラメーターのみを変化させる場合を一元感度分析（one-way sensitivity analysis），複数のパラメーターを同時に変化させる場合を多元感度分析（multi-way sensitivity analysis）という．

4.1.1. 一元感度分析

上記の例において，パラメーターを一定の幅で変動させてみよう．

感度分析に用いられるパラメーターの幅

	メインの分析	感度分析
抗がん剤 A に対する抗がん剤 B の再発のリスク比	0.80	0.75 〜 0.85
再発後 1 年間の死亡率	40%	35 〜 45%
胃がん再発以外の傷病で死亡	2%	1 〜 3%
抗がん剤 B の費用	300 万円 / 人	260 〜 340 万円 / 人
転移の QOL 値	0.6	0.5 〜 0.7

ベースライン値における ICER は 875 万円 /QALYs であった．

パラメーターを 1 つずつ変動させたときの ICER の計算結果を以下に示す．

> 抗がん剤 A に対する抗がん剤 B の再発のリスク比＝0.75 のとき ICER＝680
> 抗がん剤 A に対する抗がん剤 B の再発のリスク比＝0.85 のとき ICER＝1,201
> 再発後 1 年間の死亡率 35% のとき ICER＝902
> 再発後 1 年間の死亡率 45% のとき ICER＝854
> 胃がん再発以外の傷病による死亡 1% のとき ICER＝823
> 胃がん再発以外の傷病による死亡 3% のとき ICER＝931
> 抗がん剤 B の費用 260 万円のとき ICER＝742
> 抗がん剤 B の費用 340 万円のとき ICER＝1,008
> 転移の QOL 値 0.5 のとき ICER＝828
> 転移の QOL 値 0.7 のとき ICER＝928

一次元感度分析を用いて各パラメーター値をある範囲で変化させた際に，ICER の変動幅を大きい順に並べて示した図を，**トルネード・ダイアグラム**（tornado diagram）という 図3-5 ．影響が大きいパラ

図3-5 トルネード・ダイアグラム

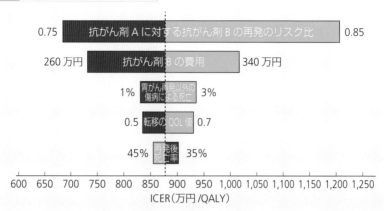

メーターの幅は大きくなり，影響が小さいパラメーターの幅は小さく
なり，順に並べると竜巻のように見えるので，トルネード・ダイアグ
ラムとよばれている．

4.1.2. 多元感度分析

　複数のパラメーターを同時に変域の下限値から上限値に動かして
ICERの変動を検討する分析を，多元感度分析という．2つのパラメー
ターを同時に変動させる場合は二元感度分析という．

〈例〉再発のリスク比と抗がん剤Bの費用を同時に動かす二元感度分析

		抗がん剤Bの費用		
		260万円	300万円	340万円
再発の リスク比	0.75	575万円/QALY	680万円/QALY	785万円/QALY
	0.80	742万円/QALY	875万円/QALY	1,008万円/QALY
	0.85	1,021万円/QALY	1,201万円/QALY	1,380万円/QALY

　多元感度分析の限界として，変数を増やせば増やすほど，すべての
変数が有利な値をとるケース，すべての変数が不利な値をとるケース，
ともに可能性は低く非現実的になってしまうことがあげられる．その

ため多元感度分析はあまり用いられない．決定論的感度分析では，一元感度分析およびトルネード・ダイアグラムの図示にとどめることが多い．

4.2. 確率的感度分析

　確率的感度分析では，パラメーターの値がとりうる確率分布を設定する．パラメーターの特徴により，正規分布，ベータ分布，ガンマ分布など，設定する確率分布を変える．次に，設定した確率分布からランダムに値を選んで，ICER の計算を繰り返す．

　以下に実例を示す．計算過程の具体的なイメージをつかむために，まずは ICER の計算を 10 回だけ行った結果を示す．その後に，1,000回行った結果を示す．

〈例〉

　リスク比の分布は「0.80，信頼区間 0.75〜0.85」，抗がん剤 B の費用の分布は「平均値 300 万円，標準偏差 20 万円」を与える．

　確率分布の中からランダムにデータ抽出を施行し，その都度 ICER を計算する．

試行回数	リスク比	抗がん剤B費用（万円）	抗がん剤A費用（万円）	抗がん剤B効果（QALY）	抗がん剤A効果（QALY）	増分費用（万円）	増分効果（QALY）	ICER（円/QALY）
1	0.73	307	20	6.16	5.75	263.4	0.41	639
2	0.79	332	20	6.06	5.75	294.0	0.32	930
3	0.83	280	20	6.00	5.75	245.7	0.25	969
4	0.75	304	20	6.13	5.75	262.3	0.38	690
5	0.79	294	20	6.06	5.75	256.0	0.32	810
6	0.82	317	20	6.01	5.75	281.8	0.27	1,047
7	0.76	286	20	6.11	5.75	245.2	0.36	674
8	0.84	312	20	5.98	5.75	278.5	0.24	1,170
9	0.81	272	20	6.03	5.75	235.9	0.28	828
10	0.83	321	20	6.00	5.75	286.7	0.25	1,130

図3-6　ICER Scattered Plot（試行回数10回）

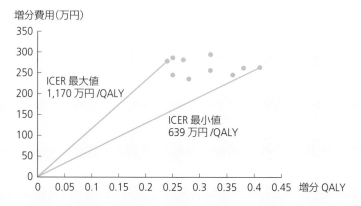

横軸に増分QALY，縦軸に増分費用をとった散布図であるICER Scattered Plotを描く 図3-6 ．

10回の施行結果を，ICERの昇順に並び替えてみよう

ICERの閾値を上下することにより，各閾値での抗がん剤Bの許容確率（ICERが閾値を下回る確率）を求めてみよう．

	ICERの閾値（万円/QALY）												
ICER	600	650	700	750	800	850	900	950	1,000	1,050	1,100	1,150	1,200
639	×	○	○	○	○	○	○	○	○	○	○	○	○
674	×	×	○	○	○	○	○	○	○	○	○	○	○
690	×	×	○	○	○	○	○	○	○	○	○	○	○
810	×	×	×	×	×	○	○	○	○	○	○	○	○
828	×	×	×	×	×	○	○	○	○	○	○	○	○
930	×	×	×	×	×	×	×	○	○	○	○	○	○
969	×	×	×	×	×	×	×	×	○	○	○	○	○
1,047	×	×	×	×	×	×	×	×	×	○	○	○	○
1,130	×	×	×	×	×	×	×	×	×	×	×	○	○
1,170	×	×	×	×	×	×	×	×	×	×	×	×	○
許容確率	0.0	0.1	0.3	0.3	0.3	0.5	0.5	0.6	0.7	0.8	0.8	0.9	1.0

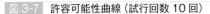

図 3-7　許容可能性曲線（試行回数 10 回）

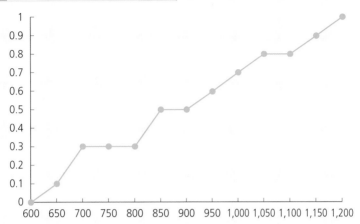

　　横軸に ICER の閾値，縦軸に抗がん剤 B の許容確率をとる許容可能性曲線（acceptability curve）を描く 図3-7 ．

　　試行回数は 10 回と少ないので許容可能性曲線は折れ線グラフになっている．回数を増やすと曲線は平滑化される．

　　次に，5 つの変数を同時に変化させて ICER 計算を 1,000 回繰り返した場合の ICER scattered plot を 図3-8 に示す．図中の直線は，ICER の閾値が 500 万円 /QALY を示す．直線より左側の領域にあるプロットは ICER が 500 万円 /QALY を超えており，右側の領域にあるプロットは ICER が 500 万円 /QALY 未満である．閾値が 500 万円 /QALY における許容確率は，右側の領域にあるプロットの数を 1,000 で割った値と等しい．

　　次に，試行回数 1,000 回における許容可能性曲線を 図3-9 に示す．抗がん剤 B の許容確率が 50% となる点（＝抗がん剤 A と抗がん剤 B の許容可能性曲線が交差する点）における ICER 閾値はおよそ 950 万円 /QALY である．

　　 図3-9 より，抗がん剤 B の ICER が 500 万円未満となる確率は約 13% である．

図 3-8 ICER scattered plot（試行回数 1,000 回）

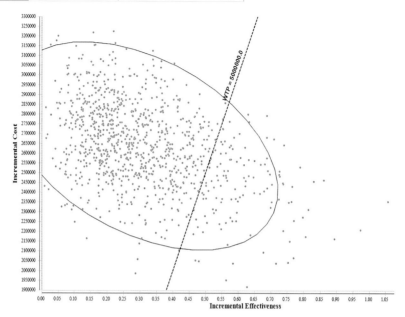

図 3-9 抗がん剤 A と抗がん剤 B の許容可能性曲線（試行回数 1,000 回）

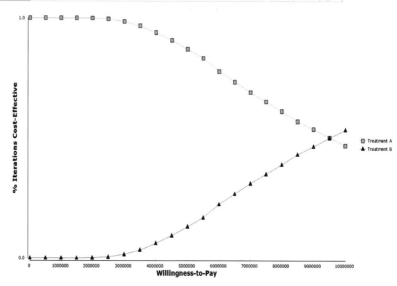

　なお，上記の 1,000 回施行による ICER scattered plot および許容可能性曲線は，費用効果分析専用のソフトウェアである TreeAge Pro（www.treeage.com）を用いて作成した．TreeAge Pro はマルコフモデルの確率的感度分析などを容易に実行できるソフトウェアである．

　一元感度分析までは Microsoft Excel で行うことができても，確率的感度分析は TreeAge Pro を使わないとなかなか難しいだろう．費用効果分析を自力でやってみようという場合，TreeAge Pro は，大変高価であるものの，大変便利であって，費用対効果に優れていると言えるかもしれない．

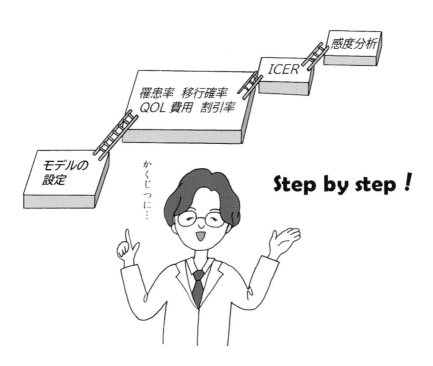

4章 費用効果分析の論文を読む

① 費用効果分析の論文出版状況

近年，医療サービスの費用効果分析に関する原著論文の出版数が増加している．図4-1 は，PubMed で検索した費用効果分析の論文出版数の年次推移を示す．なお，検索クエリーは下記のとおりである．

"cost-benefit analysis"[Majr] or "cost-effectiveness"[Title]

黒線は PubMed 収録のすべての雑誌，緑線は主要臨床雑誌（core clinical journal）に掲載された論文数である．すべての雑誌の論文数は 2010 年以降急激に増加している．しかし主要雑誌への論文数に大きな変化はない．

図4-2 はテーマ別の費用効果分析の論文出版数年次推移を示す．がんや予防医療をテーマにした論文が比較的多い．いずれのテーマも増加傾向である．

図4-3 は分析手法別の費用効果分析の論文出版数年次推移を示す．ランダム化比較試験や判断樹分析はやや増加であるに対して，マルコフモデルを用いた論文が激増している．

図 4-1　費用効果分析の論文出版数

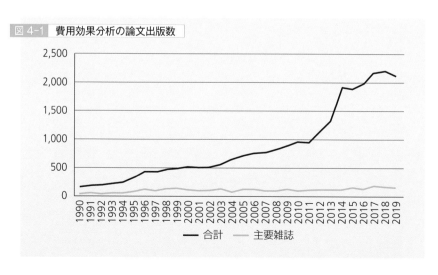

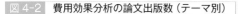

図 4-2　費用効果分析の論文出版数（テーマ別）

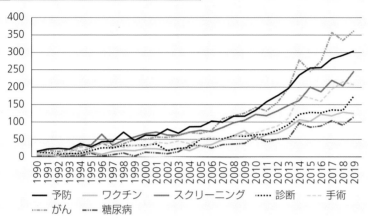

図 4-3　費用効果分析の論文出版数（分析手法別）

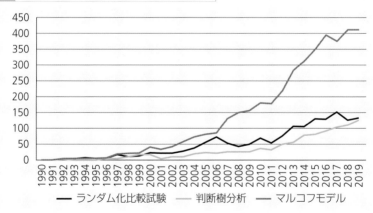

　図 4-4 は国別の費用効果分析の論文出版数年次推移を示す．アメリカとイギリスが双璧となっている．その次にオーストラリア，カナダ，中国，ドイツ，フランス，日本と続いている．中国の増加が比較的目立っている．

　日本については，2000 年代は年間 20 本未満を推移していたが

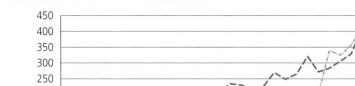

図 4-4　費用効果分析の論文出版数（国別）

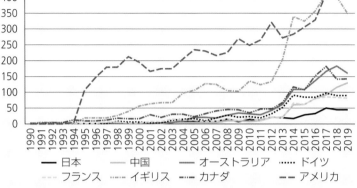

2010 年代後半は年間 50 本程度に増加してはいる．しかし英米の年間 400 本前後と比較すると，年間 50 本はパッとしない数字である．その原因はひとえに，日本では医療経済評価の研究者がまだ少ないことにある．

❷ 費用効果分析論文の読解

2.1. 費用効果分析論文の読解におけるチェックポイント

医療経済評価に関する論文を批判的に吟味する方法として，Drummond らのチェックリストが知られる．興味があれば，チェックリストの原文（英語）を引用文献から参照していただきたい[45]．

しかし，チェックリストの原文はややわかりにくい内容である．日本語訳も出ているが，原文よりもわかりにくい．

---

[45] Drummond MF, et al（久繁哲徳, 他, 翻訳）. Methods for the Economic Evaluation of Health Care Programmes. Oxford Medical Publications; 2015.

表 4-1 費用効果論文読解におけるチェックポイント

1. 完全な医療経済評価になっているか？
費用と効果の両方を検討しているか？ 異なる 2 つ以上の代替案を比較しているか？
実現可能性のある代替案を選んでいるか？

2. 効果に関するデータは信頼できるか？
メタアナリシスやランダム化臨床試験の結果に基づいているか？
観察データの結果に基づいている場合，潜在的なバイアスはないか？

3. 費用に関するデータは信頼できるか？
Charge のデータは cost のデータの代用として適切か？
分析の立場は，医療費支払者の立場か？ 社会全体の立場か？
非関連医療費は含まれていないか？
将来に生じる費用と効果の両方に割引率を適用しているか？

4. 費用と結果のデータの不確実性を適切に考慮しているか？
感度分析における変数の範囲や分布の設定は適切か？

5. データの不確実性に対する結果の変動を適切に記述しているか？
モデル分析の場合，一元感度分析とトルネード・ダイアグラム，ICER Scattered Plot
や許容可能性曲線などが適切に提示されているか？

6. 結果に対する考察は適切か？
先行研究との方法論や結果の異同について言及されているか？
結果が他の状況に対して一般化可能であるかどうか言及されているか？
意思決定に関連しうる他の要因（倫理的問題など）は考慮されているか？

　　　　表 4-1 に，Drummond のチェックリストを踏まえた，筆者らによるチェックポイントを示す．費用効果分析の論文を読む際の参考としていただきたい．
　　以降は，これまで出版された論文を取り上げ，その内容を紹介しよう．臨床試験の Piggyback study の論文と，モデル分析を利用した論文に分けて解説する．

2.2. 臨床試験の Piggyback study の例

2.2.1. MitraClip®を用いた経カテーテル僧帽弁修復術の費用対効果[46]

【背景】

　MitraClip®は日本では 2018 年 4 月に保険適応となった，僧帽弁閉鎖不全に対するカテーテル治療機器であった．原価計算方式で算定された当初の保険償還価格は 221 万円であった．診療報酬点数に収載された当初の手技料（K559-3 経皮的僧帽弁クリップ術）は 34,930 点（34 万 9,300 円）であった．

　実際の手技については，大腿静脈にシースを留置し，カテーテルを挿入して心房中隔を穿刺し，右心房から左心房へガイドワイヤーに沿わせてガイドカテーテルを挿入する．クリップデリバリーシステムを左心房内に挿入し，僧帽弁逆流のある部位で僧帽弁の弁尖をクリップで閉じるという処置である．開心術と比較して低侵襲であり，開心術の適応とならない高齢者やハイリスク患者に適応があるとされる．

　MitraClip®を用いた経カテーテル僧帽弁修復術の有効性を示したランダム化比較試験（COAPT 試験）の結果は，2018 年に New England Journal of Medicine に掲載された[47]．COAPT 試験は，2012 年から 2017 年 6 月の期間に北米 78 施設にて実施された．僧帽弁閉鎖不全に対する開胸手術の適応とならない慢性心不全患者 614 例を，薬物治療に加えて MitraClip®を用いた経カテーテル僧帽弁修復術（percutaneous edge-to-edge transcatheter mitral valve repair, TMVr）を実施する群（以下，TMVr 群）302 例と，薬物治療単独群（以下，対照群）312 例にランダムに割り付けた．24 カ月以内の心不全による入院率は，対照群の患者年あたり 67.9％と比較して，TMVr

---

[46] Baron SJ, et al. Cost-effectiveness of transcatheter mitral valve repair versus medical therapy in patients with heart failure and secondary mitral regurgitation: results from the COAPT trial. Circulation. 2019; 140: 1881-91.

[47] Stone GW, et al. Transcatheter mitral-valve repair in patients with heart failure. N Engl J Med. 2018; 379: 2307-18.

群は患者年あたり 35.8％（ハザード比 0.53; 95％信頼区間 0.40〜0.70）であった. 24 カ月以内の全死因死亡は，対照群の 46.1％と比較して，TMVr 群では 29.1％と有意に低かった（ハザード比 0.62; 95％信頼区間 0.46〜0.82）.

　さて，上記の COAPT 試験のデータをもとに実施された費用効果分析の結果が，2019 年の Circulation 誌に掲載された本論文で示された.

【方法】

- 分析手法: ランダム化比較試験と並行した費用効果分析
- 費用効果分析の立場: 医療保険支払者の立場
- 被験者の追跡期間: 24 カ月
- 効果のデータ: ランダム化比較試験で実測された生存年などのデータを使用
- QOL のデータ: ベースラインおよび 1, 6, 12, 24 カ月後に，Short-Form 36 を用いて実測し，換算表を用いて QOL 値に換算.
- 費用のデータ: 試験中に収集した医療資源の会計費用（材料費・人件費）と病院の請求データ. 2018 年以前にかかった費用は消費者物価指数で補正.
- 指標: 増分費用効果比（ICER）
- 割引率: 年率 3%

【結果】

　TMVr の費用は 3 万 5,755 ドルであった. 対照群に比べて TMVr 群のほうが 24 カ月の追跡期間における入院回数・入院日数・回復期療養サービスの利用が少なく，それらにかかる医療費は 1 人あたり 1 万 1,690 ドル低かった（3 万 8,345 ドル vs 2 万 6,654 ドル，P＝0.018）.

　TMVr そのものの費用を加えると，24 カ月間の総医療費は対照群に比べて TMVr 群のほうが有意に高かった（3 万 8,345 ドル vs 7 万

3,416 ドル, P<0.001).

　COAPT 試験のデータに基づくと, 24 カ月の期間中の生存時間は対照群が 1.34 年, TMVr 群が 1.48 年であり, その差は 0.14 年で有意であった (P=0.006).

　QOL 値も TMVr 群のほうが有意に高かった. 期間中の QALYs は, 対照群が 1.00 QALYs, TMVr 群が 1.13 QALYs であり, その差は 0.13 QALYs で有意であった (P<0.001).

　推定平均余命は, 対照群が 4.63 年, TMVr 群が 6.12 年であり, その差は 1.49 年と計算された. 割引率を適用すると, 対照群に対する TMVr 群の推定平均余命の増加分は 1.13 年, 質調整平均余命の増加は 0.82 QALYs であった.

　推定生涯医療費は, 対照群が 7 万 5,742 ドルに対し, TMVr 群が 12 万 1,390 ドルであり, その差は 4 万 5,648 ドルとなった. したがって, 対照群に対する TMVr 群の ICER は 5 万 5,600 ドル /QALY と計算された.

　許容可能性曲線 (acceptability curve) おいて, ICER が 5 万ドル /QALY 未満となる割合は 27.5%, 15 万ドル /QALY となる割合は 99.8% であった.

【解釈】

　アメリカにおいて ICER の閾値は 5〜15 万ドル /QALY とされている. 薬物治療のみと比較した TMVr＋薬物治療の ICER は 5 万 5,600 ドル /QALY, 閾値の上限値を下回る確率が 99.8% であり, 費用対効果の面で許容できることが明らかになった.

　費用対効果に優れているとは言え, 高額の医療機器であり, その適応は慎重に検討する必要があるだろう. 2020 年に日本の弁膜症治療のガイドラインが改訂された[48]. 僧帽弁閉鎖不全に対しては, まず至

---

[48] 日本循環器学会／日本胸部外科学会／日本血管外科学会／日本心臓血管外科学会合同ガイドライン. 2020 年改訂版. 弁膜症治療のガイドライン. 2020 年 3 月.
https://j-circ.or.jp/old/guideline/pdf/JCS2020_Izumi_Eishi.pdf

適薬物療法や心臓再同期療法などの内科的治療を十分に行い，心不全
コントロールが不良な場合には侵襲的治療介入を考慮するとされ，
MitraClip®も選択肢に加えられた．2021年にはアメリカ心臓病学会
（ACC）/アメリカ心臓協会（AHA）弁膜症治療ガイドラインが改訂さ
れた．COAPT試験の結果を踏まえて，MitraClip®の適応は，内科的
治療を十分に行ったあとでも左室駆出率（ejection fraction）が20〜
50%であり，左室収縮末期径≦70 mm，肺動脈収縮期血圧
≦70 mmHgで解剖学的に適している症例に限定している．

2.2.2. レーザー白内障手術の費用対効果 [49]

【背景】

　本論文は，フェムトセカンドレーザーを用いた新しい白内障手術
（femto laser assisted cataract surgery, FLACS）と，従来型の水晶
体乳化吸引術（phacoemulsification cataract surgery, PCS）の効
果および費用対効果を比較したランダム化比較試験であり，2020年
にLancet誌に掲載された．

　FLACSは，従来型のPCSでは術者の技量に依存していた前嚢切開，
水晶体分割，角膜創口作成などのプロセスを非常に精密に実施可能で
あり，周辺構造に与えるダメージも少ないとされている．

　一方，FLACSの費用はPCSの費用よりもかなり高い．本研究は，
ランダム化比較試験（FEMCAT試験）により，2つの手術法の効果（手
術成功率）および費用対効果を分析した研究である．

【方法】

- 対象：フランスの大学病院5施設の外来を受診し，片眼または両眼
  の白内障手術を受けた22歳以上の患者を対象とした．参加者は，
  1対1の割合でFLACSとPCSにランダムに割り付けられた．両

---

[49] Schweitzer C, et al. Femtosecond laser-assisted versus phacoemulsification cataract surgery (FEMCAT): a multicentre participant-masked randomised superiority and cost-effectiveness trial. Lancet. 2020; 395: 212-24.

眼の患者は左右同じ手術を受けた.

- 割り付け：プラセボ効果を回避するために，PCS群の患者にもFLACS装置用のストレッチャーに乗ってもらい，2分間赤外線を用いてレーザー治療を行っているふりをした．一種の偽治療（sham）である．患者には観察期間中は割り付けを知らせなかった．アウトカムの評価者にも割り付けを知らせなかった．

- 主要評価項目：術後3カ月の手術成功率．以下の4項目をすべて満たす場合を，手術成功と定義した．

    1）術中および術後3カ月以内に重度の合併症がない

    2）最高矯正視力が基準値以上

    3）屈折異常の絶対値が 0.75 ジオプトリー以下

    4）角膜乱視の度数の変化が 0.5 ジオプトリー以下，角度の変化が 20 度以下

- 副次評価項目：上記4指標のそれぞれ

- 費用効果分析の立場：医療保険支払者の立場

- QOL 評価：なし

- 費用のデータ：医療保険の償還費用

- 指標：3カ月時の手術成功患者を1人増やすための増分費用効果比（ICER）

- 割引率：短期なので適用なし

【結果】

　2013年10月9日～2015年10月30日の期間に受診した患者のうち，最終的にFLACS群440人（704眼）とPCS群430人（685眼）が対象となった．平均年齢は72.3歳，両眼手術を受けた患者は63%であった．

　手術成功率は，FLACS群が41.1%，PCS群が43.6%，調整オッズ比は0.85（95%信頼区間0.64～1.12）であり，群間に有意差を認めなかった．副次評価項目についても，4項目いずれも群間に有意差を認めなかった．

　費用の平均値は，FLACS 群が 3,975.5 ユーロ，PCS 群が 3,670.2 ユーロであり，1 人あたりの費用は FLACS 群のほうが 305.3 ユーロ高かった．

【解釈】

　本研究はアウトカムが質調整生存年ではなく手術成功であり，ICER は「1 QALY 増加させるための費用」ではなく，「手術成功患者を 1 人増やすための費用」である．

　FLACS と PCS の効果に有意差はなく，費用は FLACS のほうが高い．この場合，ICER を計算するまでもなく，PCS を選択すべき，という結論になるだろう．

　確かに FLACS は先進的な技術ではある．白内障手術の安全性・確実性が格段に高まるという触れ込みの手術機器である．しかし，このランダム化比較試験の結果は，FLACS の手術機器メーカー，術者，患者のいずれにとっても厳しいものであった．本研究結果に基づけば，FLACS を臨床現場に積極的に導入する正当性は乏しいと言えるかもしれない．今後のさらなるエビデンスの蓄積が待たれる．

2.2.3. 回盲部クローン病におけるインフリキシマブ治療に対する腹腔鏡下回盲部切除の費用対効果[50]

【背景】

　クローン病は慢性炎症性腸疾患の 1 つであり，消化管のどの部位でも発生しうる．病悩期間は生涯にわたり，寛解増悪を繰り返す．治療は主に，ブデソニドおよび免疫調節薬から生物学的製剤に至るまでの段階的アプローチに従う．

　クローン病の患者の 3 分の 1 は，回腸部のみに病変を認める．従来の治療が奏効しなかった患者は，インフリキシマブなどの抗腫瘍壊

---

[50] de Groof EJ, et al. Cost-effectiveness of laparoscopic ileocaecal resection versus infliximab treatment of terminal ileitis in Crohn's disease: the LIR!C Trial. Gut. 2019; 68: 1774-80.

死因子治療が行われる．しかし，ランダム化比較試験（LIR!C 試験）において，腹腔鏡下回盲部切除が QOL の改善に関してインフリキシマブの有効な代替治療であることが示された[51]．

　インフリキシマブの使用はかなりの経済的負担を伴うため，腹腔鏡下回腸部切除は，より高い QOL を達成しながら費用を大幅に削減するという仮説が立てられる．そこで本研究は，インフリキシマブ治療と比較した腹腔鏡下回盲部切除術の費用対効果を評価することを目的とした．

【方法】

- 対象：重大な狭窄の徴候がない回腸部クローン病の成人患者であって，従来の免疫調節薬またはステロイド治療が 3 カ月以上奏効しなかった症例．回盲部切除の既往がある症例，病変部が 40 cm 以上の腸に及ぶ症例，腹腔内膿瘍や腹水貯留，American Society of Anesthesiologists Score（ASA スコア）が III/IV の症例，は除外された．

- 割り付け：オランダとイギリスの 29 の医療機関で多施設ランダム化比較試験が実施され，対象者は腹腔鏡下回盲部切除群またはインフリキシマブ治療群に無作為に割り付けられた．

- 主要評価項目：EQ-5D-3L および炎症性腸疾患質問票（Inflammatory Bowel Disease Questionnaire, IBDQ）に基づく QALYs．IBDQ は 32 の質問からなり，それぞれ 1~7 点となっている．総点数は 32~224 点の範囲であり，点数が高いほどよい QOL を示す．

- 費用効果分析の立場：社会全体の立場

- 費用のデータ：クローン病関連医療費（回盲部切除およびインフリキシマブの費用および関連する再入院・再治療の費用），その他の医療費，医療機関に受診するための移動にかかる費用，生産性損失

---

[51] Ponsioen CY, et al. Laparoscopic ileocaecal resection versus infliximab for terminal ileitis in Crohn's disease: a randomised controlled, open-label, multicentre trial. Lancet Gastroenterol Hepatol. 2017; 2: 785-92.

（年間の病休日数を年齢別性別の賃金率に乗じて算出）．すべての費用は 2014 年の消費者物価指数で調整された．
- 指標: 増分費用効果比（ICER）
- 割引率: 観察期間が 12 カ月なので適用なし

【結果】

対象患者数は 143 人であった．12 カ月時点での直接医療費の 1 人あたり平均金額は，インフリキシマブ群（19,655 ユーロ）と比較して回盲部切除群（10,724 ユーロ）のほうが有意に低かった（平均差 −8,931 ユーロ; 95％信頼区間−12,087 〜 −5,097 ユーロ）．

12 カ月時点での総社会的費用はインフリキシマブ群（32,962 ユーロ）よりも回盲部切除群（27,245 ユーロ）のほうが低かったものの，有意差は認めなかった（平均差−5,729 ユーロ, 95％信頼区間 −10,606 〜 172 ユーロ）．

12 カ月時点での QALYs はインフリキシマブ群（0.74 QALYs）よりも回盲部切除群（0.81 QALYs）のほうが高かった（平均差 0.07 QALYs, 95％信頼区間 0.01 〜 0.12 QALYs）．

インフリキシマブと比較して回盲部切除が許容可能となる確率は，ICER の閾値を 0 ユーロ/QALY とした場合でも 96％，閾値を 20,000 ユーロ/QALY とした場合は 98％ であった．

【解釈】

本研究例のように，手術対薬剤を比較した費用効果分析も可能である．

回盲部に限局するクローン病の患者に対しては，腹腔鏡下回盲部切除術がインフリキシマブ治療よりも効果に優れ，費用も低いため，費用対効果の面では絶対的優位（dominant）であった．

2.3. モデルを用いた費用効果分析の例

2.3.1. 腹部大動脈瘤スクリーニングの費用対効果 [52]

【背景】

　腹部大動脈瘤は一般に自覚症状に乏しいものの，破裂による死亡リスクは高い．腹部エコー検査は低侵襲であり，腹部大動脈瘤スクリーニングのツールとして利用可能である．

　イギリスでは 2009 年に 65 歳の男性を対象とした腹部大動脈瘤スクリーニングが開始された．本研究はその費用効果分析の結果を示す．

【方法】

- 分析手法：マルコフモデル
- 費用効果分析の立場：医療費支払者（イギリスの National Health Service）の立場
- 比較する群：腹部大動脈瘤スクリーニングを実施した群と実施しなかった群
- 仮想コホートの追跡期間：30 年間
- 効果のデータ：大動脈径 3.0 cm 以上で腹部大動脈瘤と診断，5.5 cm 以上で待機的手術の適応とされた．効果および移行確率のデータは先行のランダム化比較試験（The UK Multicentre Aneurysm Screening Study, MASS）[53] から引用．
- QOL のデータ：公開されている先行論文データから引用
- 費用のデータ：公開されている先行論文データを修正および疾患レジストリーのデータから引用
- 指標：増分費用効果比（ICER）
- 割引率：3.5%

[52] Glover MJ, et al. Cost-effectiveness of the National Health Service abdominal aortic aneurysm screening programme in England. Br J Surg. 2014; 101: 976-82.

[53] Ashton HA, et al. The Multicentre Aneurysm Screening Study (MASS) into the effect of abdominal aortic aneurysm screening on mortality in men: a randomised controlled trial. Lancet. 2002; 360: 1531-9.

【結果】

　1人あたり平均生存年はスクリーニング非実施群と実施群でそれぞれ12.719年と12.727年であり，その差は0.0084年であった．

　1人あたり平均QALYsはスクリーニング非実施群と実施群でそれぞれ9.921年と9.928年であり，その差は0.0067年であった．

　1人あたり平均費用はスクリーニング非実施群と実施群がそれぞれ269ポンドと316ポンドであり，その差は47ポンドであった．

　ICERは1生存年あたり5,758ポンド（95％信頼区間4,285〜7,410ポンド），1質調整生存年あたり7,370ポンド（5,467〜9,443ポンド）と推計された．

【解釈】

　本研究結果から，男性に対する腹部大動脈瘤スクリーニングは費用対効果に優れることが示された．

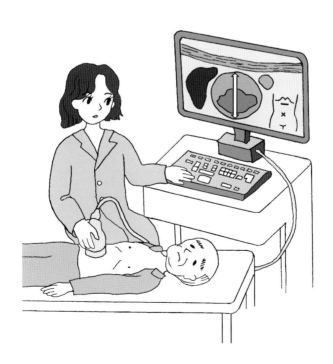

　なお，この研究の後に，女性に対する腹部大動脈瘤スクリーニングの費用対効果の研究も発表された[54]．イギリス人女性に対する腹部大動脈瘤スクリーニングは現在，男性に提供されているスクリーニング（65歳時，大動脈径 3.0 cm 以上で腹部大動脈瘤と診断され，5.5 cm以上で待機的手術の適用）と同様である．しかしながら，女性に対する腹部大動脈瘤スクリーニングの利点，害，および費用対効果は不明であった．結果は，男性と同様のスクリーニングでは，1人の腹部大動脈瘤関連死を防ぐために要するスクリーニング対象者数は 3,900人，過剰診断（overdiagnosis）の割合は 33％となり，ICER は 30,000ポンド／QALY（95％信頼区間 12,000～87,000）と推計された．女性のための修正プログラム（70歳時点で腹部大動脈径が 2.5 cm 以上では大動脈瘤あり，5.0 cm 以上では待期的手術の適応あり）を仮定した場合，1人の腹部大動脈瘤関連死を防ぐために要するスクリーニング対象者数は 1,800人，過剰診断の割合は 55％となり，ICER は23,000ポンド／QALY（95％信頼区間 9,500～71,000）と推計された．

　男性に対する腹部大動脈瘤スクリーニングは費用対効果に優れていたものの，それを女性に対して行っても費用対効果が優れているとは言えなかった．男性に比べて女性は腹部大動脈瘤の罹患率が低いため，腹部大動脈瘤の効果は低くなり費用対効果も劣る結果となったと考えられる．過剰診断の割合が高い点も注意を引く．過剰診断は過剰治療につながる．スクリーニングや検診にはありがちなこととはいえ，それが費用の増大にも影響することを示唆するものである．

2.3.2. カドサイラの費用対効果 [55]

【背景】

分子標的薬であるトラスツズマブエムタンシン（T-DM1）（商品名

---

54 Sweeting MJ, et al. Analysis of clinical benefit, harms, and cost-effectiveness of screening women for abdominal aortic aneurysm. Lancet. 2018; 392: 487-95.
55 Le QA, et al. Cost-effectiveness analysis of trastuzumab emtansine (T-DM1) in human epidermal growth factor receptor 2 (HER2): positive advanced breast cancer. Breast Cancer Res Treat. 2016; 159: 565-73.

カドサイラ®) は，抗 HER2 抗体チューブリン重合阻害薬複合体である．乳がんなどにおいて過剰に発現していることがある HER2 に作用し，抗体依存性細胞障害作用，細胞増殖シグナル伝達抑制作用，細胞障害活性作用などを現す．

EMILIA 試験は T-DM1 の有効性を評価したランダム化比較試験である[56]．以前にトラスツズマブとタキサンにより治療された HER2 陽性進行乳がん（ABC）患者を対象として，トラスツズマブエムタンシン（T-DM1）群が，ラパチニブとカペシタビン（LC）の併用群と比較して，無増悪生存期間および全生存期間の中央値を有意に延長させることが示された．

本論文は，EMILIA 試験の結果を活用して，セカンドライン治療としての T-DM1 の費用対効果を評価したものである．

【方法】
- 分析手法: マルコフモデル
- 費用効果分析の立場: 医療保険支払者の立場および社会全体の立場
- 比較する群: T-DM1 群, LC 群, およびカペシタビンのみ（C）群
- 仮想コホートの追跡期間: 生涯
- 効果のデータ: 効果および移行確率のデータは，EMILIA 試験および他のもう 1 つの試験（EGF100151 試験）から引用．
- QOL のデータ: 公開されている論文データから引用
- 費用のデータ: 直接費用および生産性損失を，公開されている論文データから引用
- 指標: 増分費用効果比（ICER）
- 割引率: 年率 3%

---

[56] Verma S, et al. Trastuzumab emtansine for HER2-positive advanced breast cancer. N Engl J Med. 2012; 367: 1783-91.

【結果】

- 医療保険支払者の立場

    LC 群と比較した T-DM1 群の ICER＝220,385 ドル／QALY

    C 群と比較した T-DM1 群の ICER＝168,355 ドル／QALY

- 社会全体の立場

    LC 群と比較した T-DM1 群の ICER＝183,828 ドル／QALY

    C 群と比較した T-DM1 群の ICER＝126,001 ドル／QALY

【解釈】

　ICER の閾値を 150,000 ドル／QALY とすると，T-DM1 群は LC 群と比較した場合，医療保険支払者と社会全体の両方の立場から，費用対効果が優れているとは言えない．社会全体の立場からは，T-DM1 群は C 群と比較して費用対効果に優れる可能性がある．

　微妙な結果である．T-DM1 は LC と比較して費用対効果に優れるとは言いがたい．ちなみにカドサイラ®は，日本でも 2017 年における中央社会保険医療協議会「費用対効果評価専門部会」による医療経済評価の対象医薬品となり，評価の結果，薬価引き下げの対象となった．

2.3.3. がん関連静脈血栓塞栓症予防のための 低用量直接経口抗凝固薬（DOAC）の費用対効果 [57]

【背景】

　近年は，腫瘍循環器学（onco-cardiology）が注目されている．がん患者における静脈血栓塞栓症（venous thromboembolism, VTE）に対しては従来，ワルファリンや低分子ヘパリンが用いられてきたものの，直接経口抗凝固薬（direct oral anticoagulants, DOAC）の登場によって治療の選択肢が増えた．DOAC にはダビガトラン（商品

---

[57] Li A, et al. Cost-effectiveness analysis of low-dose direct oral anticoagulant (DOAC) for the prevention of cancer-associated thrombosis in the United States. Cancer. 2020; 126: 1736-48.

名プラザキサ®），エドキサバン（リクシアナ®），リバロキサバン（イグザレルト®），アピキサバン（エリキュース®）がある．1 カ月の薬剤費は，ワルファリン 1 日 2 mg の場合は 600 円程度に対して，DOAC はいずれも 15,000 円程度であり，25 倍の開きがある．

　複数のランダム化比較試験によって，リバロキサバンおよびアピキサバンを含む低用量 DOAC が，がん関連 VTE の発生率を低下させる可能性が示されてきた．本研究はがん関連 VTE 予防のための低用量 DOAC の費用対効果を評価したものである．

【方法】

- 分析手法: マルコフモデル
- 費用効果分析の立場: 医療保険支払者の立場
- 比較する群: VTE の中程度ないし高リスクであるがん患者において，低用量 DOAC 使用群と非使用群
- 仮想コホートの追跡期間: 生涯
- 効果のデータ: 効果および移行確率のデータは，ランダム化比較試験のメタアナリシスおよび他の疫学研究から引用
- QOL のデータ: 公開されている論文データから引用
- 費用のデータ: 直接費用を公開されている論文データから引用
- 指標: 増分費用効果比（ICER）
- 割引率: 年率 3%

　なお本研究では VTE のリスクを Khorana スコアにより層別化したサブグループ解析も実施された．Khorana スコアはがん患者における VTE 罹患の予測スコアであり，0～6 点で表される．胃がんと膵がんは超高リスクとされ 2 点，肺がん・悪性リンパ腫・婦人科がん・膀胱がん・精巣がん・腎がんは高リスクとされ 1 点，血小板数 $\geq$ 35 mm^3，ヘモグロビン値 <10 g/dL, 白血球数 >11,000/mm^3, Body mass index $\geq$ 35 kg/m^2 がそれぞれ 1 点である．

【結果】

　VTE のリスクが中程度から高いがん患者では，プラセボと比較して 6 カ月間の低用量 DOAC による治療では，生涯にわたって VTE が 3.2% 低下し，主要な出血エピソードが 1.1% 増加した．増分費用と質調整生存年の増加はそれぞれ 1,445 ドルと 0.12 QALY であり，ICER は 11,947 ドル /QALY であった．ICER の変動の主な要因には，VTE と出血の相対リスク，および薬剤費が含まれた．50,000 ドル /QALY の閾値での許容確率は 94%であった．Khorana スコアが 3 以上の患者における ICER は 5,794 ドル /QALY であり，最も費用対効果に優れていた．

【解釈】

　本研究結果から，6 カ月間の低用量 DOAC は，VTE のリスクが中程度から高いがん患者において費用対効果に優れていることが示唆された．

　Khorana スコアが高い集団ほど VTE の罹患率は高くなるため，DOAC による VTE 減少割合も高くなり，必然的に費用対効果もよくなる．本研究においても Khorana スコアが 3 以上の患者における ICER は全患者の ICER の約半分となっている．

2.3.4. 単区画の変形性膝関節症に対する 外科的および非外科的治療の費用対効果 [58]

【背景】

　現在，日本で実施されている人工膝関節手術は，人工膝関節全置換術（total knee arthroplasty, TKA）が 9 割以上を占める．しかし，内側または外側の単区画に限局する変形性膝関節症に対しては，人工膝関節単顆置換術（unicompartmental knee arthroplasty, UKA）

---

[58] Kazarian GS, et al. Cost-effectiveness of surgical and nonsurgical treatments for unicompartmental knee arthritis: a Markov model. J Bone Joint Surg Am. 2018; 100: 1653-60.

の実施が増えつつある. UKA は TKA と異なり, 病変部以外の膝関節の部分を温存できる. 前十字靭帯・後十字靭帯も温存できるため, 生理的な膝関節の機能を温存できる点が大きなメリットと言われる.

　本研究はアメリカで実施された研究であり, TKA, UKA, および非外科的治療の費用対効果を比較することを目的とした.

【方法】

- 分析手法: マルコフモデル
- 費用効果分析の立場: 社会全体の立場
- 比較する群: TKA 群, UKA 群, 非外科的治療群
- 仮想コホートの追跡期間: 生涯. 初回治療の開始時点によって 40 ～90 歳までを 5 歳刻みで区分してそれぞれの仮想コホートを追跡した.
- 効果のデータ: 効果および移行確率のデータは公開されている論文データから引用
- QOL のデータ: 公開されている論文データから引用
- 費用のデータ: 直接費用を公開されている論文データから引用, 生産性損失は賃金損失, 労働日の損失から算出. すべての費用は 2015 年の消費者物価指数に調整した.
- 指標: 増分費用効果比 (ICER)
- 割引率: 年率 3%

【結果】

　40～69 歳までに外科的治療を実施した群は, 非外科的治療と比べて, 生涯にかかる費用は低く, QALYs も高かった. 70 歳以降に行われた外科的治療は非外科的治療と比較して費用対効果に優れており, ICER は閾値を下回っていた. 全年齢層において, UKA は TKA と比べて絶対的優位 (dominant) であった. アメリカのすべての単区画変形性関節症患者に対して UKA を第一選択で実施した場合, その他の治療法と比較して, 年間総額 9 億 8,700 万から 15 億ドルの医療費

の減少をもたらすと推計された.

【解釈】

単区画の変形性膝関節症に対する UKA は費用対効果に優れること
が示された.

70 歳未満の手術適応のある患者については, UKA も TKA も, 非
外科的治療に比べて絶対的優位 (生涯にかかる費用はより低額, かつ
QALYs も延長する) であった. また, UKA は TKA に比べても絶対
的優位であった.

70 歳以上の手術適応のある患者については, UKA も TKA も, 非
外科的治療に比べて生涯にかかる費用は高くなるため絶対的優位では
なくなるものの, 費用対効果は優れている. また, 70 歳以上であっ
ても依然として, UKA は TKA に比べて絶対的優位である.

単区画の変形性膝関節症患者に対する UKA は低侵襲であり, 術後
の QOL 改善も期待でき, 費用対効果の面でも優れているため, 推奨
される.

2.3.5. 経カテーテル大動脈弁植え込み術 (TAVI) の 費用対効果 [59]

【研究の着想に至った背景】

この研究は筆者 (小寺) らが行い論文発表した費用効果分析である.

経カテーテル大動脈弁留置術 (transcatheter aortic valve im-
plantation, TAVI) は, 高齢者の大動脈弁狭窄症に対する侵襲性の
低い治療法である. しかし, TAVI は非常に高価な治療である.
TAVI 用の機械弁である Sapien XT (エドワーズ・ライフサイエンス)
の日本における価格は 2017 年の時点で 435 万円と高額であった.

日本では 2017 年から医薬品・医療機器の費用対効果評価が試行的
導入に導入された. 対象となった医療機器の 1 つに Sapien XT も含

---

[59] Kodera S, et al. Cost effectiveness of transcatheter aortic valve implantation in
patients with aortic stenosis in Japan. J Cardiol. 2018; 71: 223-9.

まれた.

　企業と医療技術評価の専門家がそれぞれ Sapien XT の費用効果分析を実施した. 企業側は, TAVI の外科的大動脈弁置換術に対する ICER は 134 万円 /QALY であり, TAVI は費用対効果に優れると報告した[60]. 専門家の費用効果分析の結果は公開されなかった. 筆者らは, 企業側の分析結果について, モデルに投入された効果のデータが企業にとって都合のよいデータではないかと考え, 追試を行った.

【方法】

- 分析手法: マルコフモデル
- 分析の立場: 医療保険支払者の立場
- 比較する医療サービス: TAVI, 外科的大動脈弁置換術, 内科的治療
  手術不能の患者を対象に, TAVI および内科的治療を比較. また, 中等度の外科的リスクのある手術可能な患者を対象に, TAVI と外科的大動脈弁置換術を比較
- 仮想コホートの追跡期間: 10 年間
- 効果のデータ: 過去の文献データから引用
- QOL のデータ: 過去の文献データから引用
- 費用のデータ: 過去の文献データから引用
- 指標: 増分費用効果比 (ICER)
- 割引率: 年率 2%

　図4-5 は, この研究で用いたマルコフモデルを判断樹に展開したものである. 「Study entry」は周術期の短期合併症の状態, 「Stability」は慢性期の状態, 「Hospitalization」は血管合併症・ペースメーカー留置・心不全などによる入院の状態を示す.

---

[60] 朝岡美好. サピエン XT を用いた経カテーテル大動脈弁置換術 (TAVI) の費用対効果評価. 国際医薬経済・アウトカム研究学会 (ISPOR) 日本部会第 13 回学術集会. 2017 年 8 月 31 日, 東京.

図 4-5　マルコフモデル

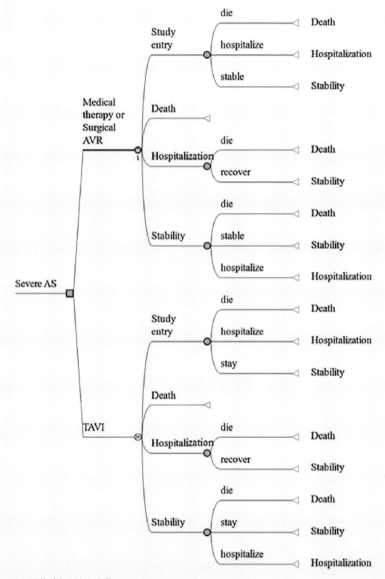

マルコフサイクルは 1 カ月.
AS, aortic stenosis; AVR, aortic valve replacement;
TAVI, transcatheter aortic valve implantation.

　可能ならばそれぞれの合併症を別々にモデル化したいと考えたものの，合併症間の移行確率が不明であるため断念し，それらをまとめた簡易なモデルとした．

　イベント発生率は，過去のランダム化比較試験である PARTNER 試験のデータを引用した[61, 62].

　QOL や医療費のデータは先行文献を引用した．

【結果】

　手術不能の患者において，内科的治療と比較した TAVI の ICER は約 392 万円/QALY であった．手術可能な患者群において，外科的大動脈弁置換術と比較した TAVI の ICER は約 752 万円/QALY であった．

　許容可能性曲線おいて ICER が 500 万円/QALY 未満となる割合は，手術不能の患者で 60%，手術可能な患者で 46%であった．

【結果の解釈と分析上の留意点】

　費用効果分析は，対象集団によってその結果が異なる．本研究では手術可能な患者群と手術不能の患者群に区分して分析を行った．実際，両群における TAVI の ICER は大きく異なった．

　本研究結果では，手術不能の患者群においては，内科的治療と比較した TAVI の ICER は約 392 万円/QALY であり，閾値は下回っていた．しかし，手術可能な患者群における TAVI の外科的大動脈弁置換術に対する ICER は 752 万円/QALY であり，日本における ICER の閾値である 500〜600 万円/QALY を上回っていた．すなわち，手術可能な患者群については，TAVI の費用対効果は優れているとは言えない．

---

61 Leon MB, et al. Transcatheter aortic-valve implantation for aortic stenosis in patients who cannot undergo surgery. N Engl J Med. 2010; 363: 1597-607.

62 Leon MB, et al. Transcatheter or surgical aortic-valve replacement in intermediate-risk patients. N Engl J Med. 2016; 374: 1609-20.

　また，前述の企業による分析結果（134万円/QALY）とは乖離している．乖離の原因は，効果に関するデータ・ソースの違いである．前述の企業による分析では，TAVI群のデータはSOURCE XTレジストリーからの結果[63]を使用し，外科的大動脈弁置換術群はCoreValve US試験の結果[64]を使用していた．TAVI群と大動脈弁置換術群とで異なる臨床試験のデータを使用することにより，バイアスが生じた可能性がある．

　費用効果分析を実施する際には，特に効果に関するデータについて，できる限りバイアスの少ない信頼できるデータを採用するべきである．

　日本でも重症の大動脈弁狭窄患者に対してTAVIが広く行われるようになり，TAVIの財政インパクトが大きくなってきている．費用対効果の面だけでなく，財政インパクトの面からも，TAVIに用いる機械弁の価格調整が今後必要になるだろう．TAVIという画期的な治療法を開発し日本に導入した企業が，それに見合う対価を受けとることは当然である．その一方，TAVIの症例数が増加すれば，それにかかる医療機器の価格を下げることが検討されるべきである．実際，ドイツではTAVI用の機械弁の価格は下がっている．

2.3.6. 冠動脈3枝病変に対するPCSK9阻害剤の費用対効果[65]
【研究の着想に至った背景】

　この研究も，筆者（小寺）らが実際に行い論文発表したものである．プロタンパク質転換酵素サブチリシン/ケキシン9型（proprotein convertase subtilisin/kexin type 9, PCSK9）阻害剤は，血中コレ

[63] Schymik G, et al. European experience with the second-generation Edwards SAPIEN XT transcatheter heart valve in patients with severe aortic stenosis: 1-year outcomes from the SOURCE XT Registry. JACC Cardiovasc Interv. 2015; 8: 657-69.

[64] Reardon MJ, et al. 2-year outcomes in patients undergoing surgical or self-expanding transcatheter aortic valve replacement. J Am Coll Cardiol. 2015; 66: 113-21.

[65] Kodera S, et al. Cost-effectiveness of PCSK9 inhibitor plus statin in patients with triple-vessel coronary artery disease in Japan. Circ J. 2018; 82: 2602-8.

ステロール値を劇的に低下させる画期的な薬である．先行研究で，スタチン療法に PCSK9 阻害剤を追加すると，心血管イベントの発生率が低下することが明らかにされている．

しかし，PCSK9 阻害剤は抗体薬であるため費用が高く，費用対効果は不明である．このタイプの薬剤には，エボロクマブ（商品名レパーサ®）などがある．レパーサ®皮下注（140 mg 1 mL）の収載当初の薬価は2万2948円であった．適応は，「家族性コレステロール血症，高コレステロール血症．ただし，心血管イベントの発現リスクが高く，HMG-CoA 還元酵素阻害薬で効果不十分な場合に限る」とされた．

この研究では，日本における冠状動脈疾患3枝病変の治療において，スタチン単独と比較した PCSK9 阻害剤＋スタチン併用療法の費用対効果を検討した．

【方法】

- 分析手法：マルコフモデル
- 分析の立場：医療保険支払者の立場
- 比較する医療サービス：
  PCSK9 阻害剤＋スタチン併用 vs. スタチン単独
- 仮想コホートの追跡期間：30年間
- 効果のデータ：生存率やイベント発生数などのデータを，過去のランダム比較試験（FOURIER 試験[66]）および疾病登録のデータ（CREDO 京都レジストリ[67, 68]）から引用.
- QOL 値のデータ：先行文献データから引用 表4-2

---

[66] Sabatine MS, et al. Evolocumab and clinical outcomes in patients with cardio-vascular disease. N Engl J Med. 201; 376: 1713-22.

[67] Yamaji K, et al. Effects of age and sex on clinical outcomes after percutaneous coronary intervention relative to coronary artery bypass grafting in patients with triple-vessel coronary artery disease. Circulation. 2016; 133: 1878-91.

[68] Izuhara M, et al. High-density lipoprotein cholesterol levels and cardiovascular outcomes in Japanese patients after percutaneous coronary intervention: a report from the CREDO-Kyoto registry cohort-2. Atherosclerosis. 2015; 242: 632-8.

表 4-2 ┃ 先行文献から引用した QOL 値のデータ

	QOL 値　（95% 信頼区間）
ベースライン	0.89　（0.61〜0.99）
新規の冠状動脈疾患	0.80　（0.56〜0.95）
冠状動脈疾患の既往	0.85　（0.63〜0.98）
新規の脳卒中	0.52　（0.22〜0.80）
脳卒中の既往	0.65　（0.35〜0.90）

表 4-3 ┃ 先行文献から引用した費用のデータ

	費用（万円）　（95% 信頼区間）
経過観察	42　（28〜56）
PCSK9 阻害剤	60
新規の冠状動脈疾患	290　（200〜370）
新規の脳卒中	115　（64〜160）
脳卒中の既往	55　（47〜64）
死亡	190　（110〜280）

- 費用のデータ：先行文献データから引用 表 4-3
- 指標：増分費用効果比（ICER）
- 割引率：年率 2%

　図 4-6 のようなマルコフモデルを構築した．患者の状態は，ベースライン，新規の冠状動脈疾患（coronary artery disease, CAD），冠状動脈疾患の既往，新規の脳卒中，脳卒中の既往，死亡の 6 つの健康状態のうちの 1 つに分類した．

　なお，サブグループ解析として，コントロール不良の家族性高コレステロール血症の患者における ICER も算出した．

　本研究では，決定論的感度分析として，一元感度分析を行い，トルネード・ダイアグラムを作成した．

　また，パラメーターに確率分布を想定する確率的感度分析も行った．先行文献を参考に，各パラメーターの分布をベータ分布，ガンマ分布などと想定した．許容可能性曲線についても検討した．確率的感度分

図 4-6　心血管疾患に対する PCSK9 阻害剤の効果のマルコフモデル

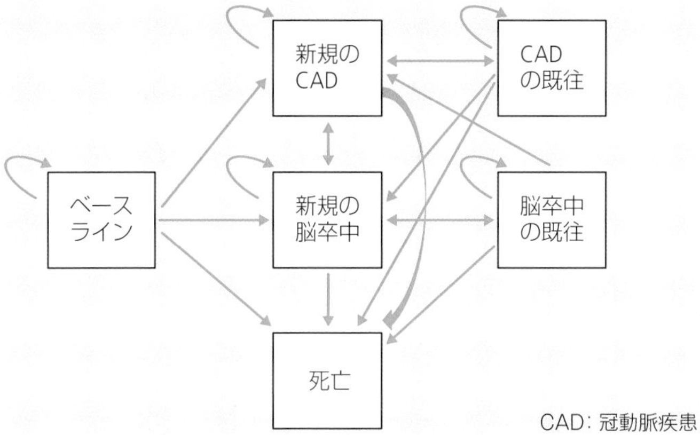

CAD：冠動脈疾患

（Kodera S, et al. Circ J. 2018; 82: 2663. Fig 1）

析の結果をもとに，許容可能性曲線を作成した．

【結果】

　主要な結果を 表 4-4 に示す．PCSK9 阻害剤＋スタチン併用のスタチン単剤に対する ICER は，1,346 万円／QALY（95％信頼区間 756 〜2,355 万円／QALY）であった．

　なお，コントロール不良の家族性高コレステロール血症の患者では，ICER は 340 万円／QALY であった．

表 4-4　PCSK9 阻害剤＋スタチン併用のスタチン単独に対する費用対効果

Arm	PCSK9 阻害剤＋スタチン	スタチン単独
総費用（万円）	1,322.5（1,169.0〜1,485.1）	7,174.5（5,836.6〜8,680.6）
総 QALY	8.95（7.29〜9.96）	8.47（6.95〜9.43）
ICER（万円／QALY）	1,346（756〜2,355）	

　トルネード・ダイアグラムを 図 4-7 に示す．本研究では，PCSK9 阻害剤の費用の ICER への影響が大きく，脳梗塞の費用の ICER への影響は小さかった．

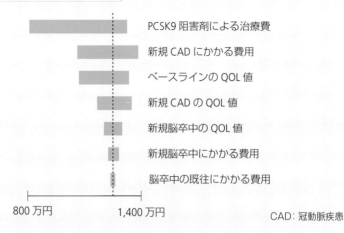

図 4-7　トルネード・ダイアグラム

（Kodera S, et al. Circ J. 2018; 82: 2604. Fig 2）

図 4-8　許容可能性曲線

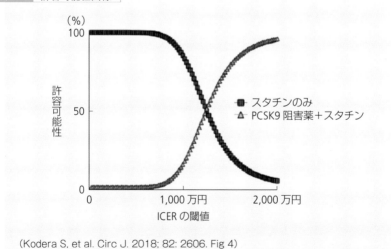

（Kodera S, et al. Circ J. 2018; 82: 2606. Fig 4）

　　PCSK9 阻害剤の許容可能性曲線を 図 4-8 に示す．ICER が 500 万円／QALY 以下になる確率は 1％未満であった．

【結果の解釈と分析上の留意点】

　冠動脈 3 枝病変に対する PCSK9 阻害剤とスタチンの併用は費用対効果に劣る．しかし，コントロール不良の家族性高コレステロール血症を有する冠動脈 3 枝病変患者に対しては優れた費用対効果を示した．PCSK9 阻害剤の幅広い使用には正当性がなく，コントロール不良の家族性高コレステロール血症患者に限定して使用することが妥当である．

　モデルを作成する際には，必要十分なモデルであること，臨床的に重要な状態や QOL が低下する状態はモデルに入れることが重要である．一方で，モデルを複雑にしすぎると，移行確率のデータがないために，モデルが不安定になる．例えば，今回のモデルでは「心不全」をモデルに入れなかった．心不全は QOL が低下する重要な合併症であるものの，心不全患者が脳梗塞を発症する確率や脳梗塞患者が心不全を起こす確率のデータが不足しており，モデルが不安定になると判断した．FOURIER 試験の結果から PCSK9 阻害剤の有無で心不全発症に差がないことも確認し，「心不全」はモデルに組み込まないことにした．

　分析期間は，治療薬の効果を評価するのに十分な期間を設定することが推奨されている．その一方で，分析期間が長くなるとマルコフモデルでの移行確率の推定が困難となり，モデルが不安定になることがある．本研究では，対象集団の年齢を 69 歳と設定したので，分析期間 30 年を主解析とした．

　費用効果分析では，投入する変数の不確実性を考慮した感度分析を実施することが必須である．本研究においても，8 つの変数について，決定的感度分析として一元感度分析とトルネード・ダイアグラムの作成を行い，さらに確率的感度分析も実施した．

　層別化された集団におけるサブグループ解析も重要である．治療前の LDL コレステロール値が高いほど PCSK9 阻害剤の心血管イベント抑制効果が大きくなるため，PCSK9 阻害剤の費用対効果がよくなる傾向にある．一方，中年女性の脂質異常症は心血管イベント発症の

頻度が低いので，PCSK9 阻害剤の費用対効果は悪くなる．そのため，可能であれば年齢，性別，重症度ごとに費用対効果を検討するほうが望ましい．

本研究では，コントロール不良の家族性高コレステロール血症（LDL コレステロール 220 mg/dL 以上）や LDL アフェレーシスを行っている患者についてサブグループ解析を追加した．その結果，コントロール不良の家族性高コレステロール血症では，PCSK9 阻害剤の費用対効果が良好であった．

効果に関するデータの選択には最も注意が必要である．ICER の計算では，効果の差が分母になる．効果のデータは ICER の値に最も強く寄与することが多い．効果のデータは，可能な限りメタ解析や大規模なランダム化比較試験のデータから引用すべきである．本研究でも，大規模ランダム化比較試験である FOURIER 試験の結果を引用した．ランダム化比較試験のデータがない場合，観察データの結果や仮定のデータを用いざるを得ない．そのような場合，結果に潜在的なバイアスがないかを考察する必要がある．

QOL については，先行文献を引用して，冠動脈イベント，脳梗塞の QOL 値をモデルに組み込んだ．QOL は年齢，性別によって異なり，一般に女性より男性のほうが QOL は高く，高齢者より若年のほうが QOL は高い．前述のように，年齢，性別，重症度ごとの費用対効果を計算することが理想であるが，年齢，性別，重症度ごとの QOL のデータを得ることは困難な場合が多い．今後，日本における QOL データの充実により，より詳細な費用効果分析が行われることに期待したい．

おわりに

　「医療経済学＝医療経済評価」という誤解がある．医療経済評価は，医療経済学の一分野に過ぎない．医療経済学（health economics）は経済学の一領域であり，医療における経済行動の理論的・実証的研究を行うというミクロ経済学の側面と，国民医療費や医療制度を分析するというマクロ経済学の側面がある．本書で解説したとおり，医療経済評価（health economic evaluation）は，医療サービスの費用対効果評価を行うものである．

　第1章の3.7（p.52）で示したように，医療経済評価は，定量的なアセスメント（assessment, 分析）と，それに基づくアプレイザル（appraisal, 評価）という2つのプロセスに分けられる．アプレイザルでは，定量的分析ができない倫理的・社会的影響に関する議論を行うわけである．それはもはや学問的課題ではなく，ステークホルダー間の利害調整の問題である．

　政策的アプローチをルール化することは重要である．第1章の1.2（p.34）で記したとおり，オプジーボ®騒動においては，既存の明文化されたルールの枠を超えたいわば超法規的措置によって，単一の医薬品が狙い撃ちで薬価大幅値下げの憂き目にあった．実際，オプジーボ®に対する政府の措置に対して，製薬業界全体が不満の色を隠さなかった．この問題を契機として，2016年12月に「薬価制度の抜本改革に向けた基本方針」が策定され，それと並行して医療対効果評価制度も進められてきた．

　いずれにせよ今後日本では，医療経済評価の前半部分である定量的分析の「量」も「質」も上げていかなければならない．今のところそのどちらも貧弱である．

　「量」について言えば，第4章の「1. 費用効果分析の論文出版状況」（p.92）でも示したとおり，英米の年間400本前後と比べて日本の年間50本は，冴えない数字である．日本ではまだ，医療経済評価に取り組む人材が少ない．医療経済評価の方法論自体はとうの昔に確立されている．本書で示したとおり，その方法論は単純であり，味も素っ気もない．そのせいか，経済系のアカデミアは，医療経済評価にはあまり目を向けず，それ以外の医療経済学研究に興味関心が傾いている．むしろ，個々の医療サービスの内容をよく知る

医学・医療系のアカデミアが，医療経済評価に興味を持って取り組んでほしいと筆者らは考える．医療経済評価を行うべき医療サービスは山ほどある．筆者（康永）は東京大学大学院医学系研究科で「医療技術評価学」の演習も担当している．履修者のなかには，実際に自ら費用効果分析を行い，論文を出版した臨床家もいる．本書の共著者（小寺）もその一人である．しかし残念ながら，日本全体をみれば，医学部で医療経済評価の講義や演習のカリキュラムを組んでいる大学はわずかであり，研究者の裾野はなかなか広がっていないのが現状のようである．

　「質」について言えば，第 4 章の 2.3（p.112）で紹介したように，企業側が TAVI の費用効果分析を行うにあたり，効果に関するデータを先行研究から都合よく選んできて，ICER の結果をよく見せようとしたふしがあることも否めない．実際，企業主導の費用効果分析にはバイアスが生じやすい，とするシステマティック・レビューも報告されている[69]．費用効果分析の論文を読む際には，利益相反にも注意する必要があるだろう．いずれにせよ，特に効果に関するデータについては，できる限りバイアスの少ない信頼できるデータを採用し，分析の質を上げる必要がある．

　第 1 章の 1.1（p.10）で紹介したように，ビンダケル®の経済的問題が日本循環器学会でとり上げられた．臨床の学会にもかかわらず「医療経済」を真剣に討論するセッションがあること自体，筆者にとっては驚きであった．医療政策担当者だけでなく医療提供者が医療経済の議論を交わし始めたことに，時代の潮目を感じる．

　ただしその集会では，ビンダケル®の使用について「年齢制限を設けるべきかどうか」が論点に設定され，pros と cons に分かれて議論されていた．個人的な意見であるが，この論点設定はややいただけない．高齢患者とその家族が医師から十分な説明を受けたうえで自ら治療を辞退するならともかく，例えば「80 歳以上は使用不可」といったような一律の年齢制限には反発が予想され，実現可能性はほぼないといってよい．論点はそこではない．

　本書で一貫して主張してきたように，医療経済評価においては，効果がな

---

[69] Bell CM, et al. Bias in published cost effectiveness studies: systematic review. BMJ. 2006; 332: 699-703.

にがしかある医療サービスであっても費用対効果に劣る場合，そのサービスの公定価格を下げる，という議論が必要である．さらに，既存の医療サービスであっても効果を再評価し，効果が認められなければ，医療経済評価の議論の俎上に載せるまでもなく，医療従事者は治療の選択肢からその医療サービスを外すべきである．

医療従事者が医学的にも医療経済的にも正しい判断を行い，有効かつ費用対効果に優れるプラクティスを選択して実践することが，患者の QOL を向上し健康寿命を延長させる最善の方法である．それが終局的には，医療経済的な観点からも最も効率的な医療となりうるのである．

2021 年 8 月

康 永 秀 生

索 引

そろそろ医療の費用対効果を考えてみませんか？
医療関係者のための医療経済評価入門 ©

発　行	2021年8月25日　　1版1刷
	2024年6月1日　　1版2刷
著　者	康　永　秀　生
	小　西　孝　明
	小　寺　　聡
発行者	株式会社　中外医学社
	代表取締役　青　木　　滋
	〒162-0805　東京都新宿区矢来町62
	電　話　　(03) 3268-2701 (代)
	振替口座　00190-1-98814 番

イラスト/康永　遥　　　　　　　　　　＜SK・KN＞
印刷・製本/三和印刷㈱　　　　　　　　Printed in Japan
ISBN978-4-498-14802-4